LUTTE CONTRE LES DROGUES
L'APPROCHE COMMUNAUTAIRE PAR LA SENSIBILISATION ET L'ENGAGEMENT

L'expérience du Centre Jacques Chirac au Sénégal

Ousmane TABARA

LUTTE CONTRE LES DROGUES
L'APPROCHE COMMUNAUTAIRE PAR LA SENSIBILISATION ET L'ENGAGEMENT

L'expérience du Centre Jacques Chirac au Sénégal

Préface du Contrôleur Général de Police Matar DIOP

Postface de Mohamed CAMARA

Sénégal
L'Harmattan

10 VDN, Sicap Amitié 3, Lotissement Cité Police, DAKAR

direction@senharmattan.com
librairie@senharmattan.com

ISBN : 978-2-336-44046-0
EAN : 9782336440460

IN MEMORIAM

À

Mamadou Diouf, alias Mathieu

Inspecteur Dème

Mamadou Mbengue, alias My Pa'

Marc Ndome

des compagnons de lutte

dont l'engagement inconditionnel forçait l'admiration

Dédicace

Je dédie ce livre à **l'équipe du Centre de Sensibilisation et d'Information sur les Drogues** Jacques Chirac **de Thiaroye** qui, chaque jour, malgré de maigres moyens, dans un engagement acharné, travaille inlassablement pour un monde sans drogues.

Toute son énergie et tout son enthousiasme sont dédiés à cette mission.

Remerciements

Sentiment de profonde gratitude au Dr **Masseck WADE** pour m'avoir pris la main et accompagné. Je lui dois ma formation sur les drogues.

Remerciements accentués à **Abdoulaye DIOUF**, expert en prévention des drogues au Centre Jacques Chirac de Thiaroye, pour ses observations pertinentes et suggestions constructives qui ont permis d'ajuster les aspects techniques du livre et d'améliorer le contenu.

Gratitude et remerciements d'altitude renouvelés à Mr **Mamadou BA**, Directeur Général de SOFIDIS, pour ses conseils et encouragements constants.

Aussi, j'ai un immense respect pour **tous les acteurs et actrices communautaires** qui, dans les quartiers, notamment ceux défavorisés, œuvrent sans relâche pour protéger les populations contre le fléau de l'usage et le trafic des drogues. Votre engagement est précieux et déterminant.

Encouragements appuyés également à l'endroit de **toutes celles et tous ceux qui se sentent concerné(e)s** par le travail de prévention auprès des jeunes pour qu'ils ne touchent pas à la drogue.

Sommaire

Préface

Cet ouvrage décrit comment on peut facilement tomber dans le cercle vicieux de la consommation de la drogue. L'auteur y évoque certains facteurs favorisants tels que le suivisme, la mauvaise fréquentation et la fausse croyance selon laquelle la drogue stimule l'intelligence.

L'énumération des conséquences dommageables protéiformes de la consommation de la drogue est saisissante. En effet, l'auteur y liste les drames personnels, familiaux et sociaux en même temps qu'il donne les exemples de personnes promises à un bel avenir. Cependant, cet avenir a été irrémédiablement hypothéqué par la consommation de substances psychoactives.

La stigmatisation et la discrimination dont font l'objet les consommateurs de drogue installent ces derniers dans une situation où la perte de confiance en soi le dispute à l'indifférence, au manque de soutien, voire au rejet par leur entourage.

Malgré ce tableau peu reluisant, l'espoir est permis grâce à la possibilité de prise en charge des consommateurs de drogue. Cet espoir naît aussi de la sensibilisation effectuée à l'endroit des individus, en particulier les jeunes, non encore touchés par le phénomène, afin de leur éviter de tomber dans ce piège infernal.

Le Centre de sensibilisation et d'information sur les drogues Jacques CHIRAC a été le théâtre de plusieurs drames consécutifs à la consommation de la drogue. Il a aussi servi de structure d'accueil des consommateurs de drogue, à leur prise en charge psychosociale et à leur référence aux centres de prise en charge médicale.

L'auteur a été le coordonnateur de ce centre avant d'en être actuellement le président du Conseil d'administration. À ce titre, il a été personnellement témoin de plusieurs faits bouleversants et a été impliqué dans leur prise en charge.

Ce Centre, dont le coordonnateur est un membre du Comité Interministériel de Lutte contre la Drogue (CILD), a pris une part active dans l'élaboration du Plan stratégique national de lutte contre la drogue ainsi que dans sa mise en œuvre et son évaluation.

Du fait de son rôle central dans la prévention de la consommation de la drogue et la prise en charge psychosociale, le CILD lui a apporté son soutien dans la mise en œuvre de ses activités, mais également par la réhabilitation de sa salle polyvalente et de son bloc administratif.

Matar DIOP,

Contrôleur Général de Police

Coordonnateur du Comité Interministériel

de Lutte contre la Drogue

Avant-propos

« Un désastre ! Je n'ai pas de qualification plus dure pour la situation que j'ai vécue. »

Ce sentiment renseigne sur l'ampleur du choc et l'immense peine de cette femme dont le mari était confronté à des problèmes d'addiction à la cocaïne. De la souffrance aux violences psychologiques et physiques répétées, en passant par l'humiliation et la misère, elle soutient avoir vécu l'enfer.

Elle avait été reçue par l'Unité d'écoute et d'accompagnement psychosocial des usagers de drogues du Centre Jacques Chirac pour la première fois, par un matin d'hivernage, après que le ciel avait juste fini d'ouvrir ses vannes. Elle était venue solliciter les services du Centre pour l'aider à trouver des solutions. Au cours de l'entretien classique organisé à cet effet, elle se laissa aller à la confidence. Ployée sur sa propre douleur, je la revois encore, la gorge nouée et les yeux embués de larmes, me raconter son histoire.

Après de brillantes études à l'étranger, le couple, qui s'était rencontré durant leur formation aux États-Unis, décide de rentrer au Sénégal pour occuper des postes à responsabilité dans des entreprises de la place. Tandis qu'elle dirigeait un département de marketing d'une grande multinationale du secteur de la téléphonie, le mari était cadre supérieur dans une boîte prestigieuse de la capitale sénégalaise s'activant dans le transport international et la logistique.

Ils avaient tous les atouts pour mener une vie heureuse. Avec des revenus conséquents, ils s'offraient la vie de leurs rêves. Chaque jour, une nouvelle page de bonheur s'ouvrait : mariage, villa cossue, vie de couple stable, belles voitures, ferme, voyage, etc. Ils filaient le parfait amour et menaient une vie de bohème. Une vie idyllique, jusqu'à ce que le diable entre dans la danse et que tout bascule !

Ce dernier viendra anéantir leur bonheur et briser leur vie.

Le mari, on n'a pas su comment et pourquoi, s'était mis à prendre de la drogue jusqu'à devenir polyconsommateur (usage de plusieurs drogues). Sa femme connaissait son penchant pour l'alcool, mais personne n'aurait soupçonné un jour qu'il pousserait le bouchon plus loin jusqu'à prendre de la drogue injectable .

La consommation occasionnelle laissa place très vite à une addiction. À chaque fois qu'on pensait que la situation allait s'améliorer, on constatait qu'il n'en était rien. Les choses allaient de mal en pis. Le piège infernal s'était refermé autour de lui sans qu'il ne s'en rende compte ! Ce fut le point de départ d'une longue descente aux enfers qui impactera l'harmonie de cette famille : licenciement, prison, problèmes de santé, conflits familiaux, etc.

On m'appelait pour venir le chercher, ivre mort, dans les bars. Comment survivre à un tel drame ? s'interrogeait la dame, la voix prise par les sanglots.

Malheureusement, ce drame, dont cette jeune dame semble être à jamais marquée, est loin d'être un cas marginal.

Cette histoire est assez illustrative des méfaits de l'usage des drogues. La consommation des drogues a maintenant fini d'atteindre toutes les couches sociales de la population. Aussi, le trafic s'est propagé dans les zones rurales. On est loin des consommations qui jadis touchaient des milieux relativement urbanisés.

On ne le répétera jamais assez, la drogue est un vrai fléau pour la société. C'est même un euphémisme de le dire. Elle est nuisible à tout de point de vue. C'est un produit dangereux à la fois pour la société, la famille et pour l'individu.

Des États se sont effondrés à cause de l'insécurité que génère le trafic de drogues. Partout où le problème de la drogue se pose avec acuité existent le crime organisé et le grand banditisme. Le commerce de la drogue favorise la violence urbaine, sème la mort et la désolation. Dans certains pays, plus de 50 % des vols sont commis par des usagers de drogues pour financer leur consommation[1].

Tirant profit de cette situation, les trafiquants règnent en maîtres, érigent des no man's land, des zones de non-droit. L'économie criminelle qu'elle charrie fait le lit de la corruption et de la concussion. La drogue constitue un frein au développement et à l'instauration d'un État de droit. C'est dans le contexte de trafic et d'usage que tous les maux de la société prospèrent.

En outre, à l'image de l'histoire ci-devant évoquée, la drogue est à l'origine de vies brisées et de la dislocation de nombreuses familles. La famille, quant à elle, souffre d'assister à l'autodestruction d'un de ses membres.

Dans un contexte de mondialisation, aucun pays ne peut se dire à l'abri de cette situation. C'est pourquoi, de pronostics alarmistes en schémas catastrophistes, l'ONUDC, chargée de la gouvernance de la lutte contre les drogues au niveau mondial, n'a jamais cessé d'avertir des périls qui guettent le monde si on n'y prend garde.

---

[1] Propos d'un des experts intervenant lors d'une rencontre internationale sur la drogue organisée les 28 et 29 octobre 2014 à Accra par Open Society Initiative for West Africa (OSIWA) et le Global Drug Policy Program de Open Society Foundations (GDPP)

Prenant conscience des dangers et des risques liés aux conséquences néfastes, la riposte s'organise au niveau international entre États dans le cadre d'un partenariat qui revêt parfois plusieurs formes. Les organisations de la société civile, à côté de leurs gouvernants, tentent aussi d'apporter des réponses.

Fort de son ancrage communautaire, de sa position privilégiée d'acteur de terrain et d'une expérience éprouvée, fruit de plus de trente ans d'interventions sur le terrain, le CSID n'a jamais été en marge de ce processus. J'eus le privilège d'y avoir participé en tant qu'acteur.

Cependant, au-delà de l'émotion et du ressenti d'une certaine forme de condescendance, observations et analyses objectives de la situation s'imposent. Il s'agit de procéder à un examen critique des politiques et des processus en matière de réponse pour juguler ce phénomène ô combien préoccupant. Les politiques antidrogues qui ont été mises en place pour faire face à la situation suscitent à notre niveau diverses interrogations.

Si jusque-là, les stratégies de lutte adoptées par les pouvoirs publics ont semblé adéquates, parce que tenant globalement compte de nos réalités et de nos contextes, force est de reconnaître qu'elles gagneraient à être mieux ajustées et modulées à l'épreuve de la réalité du terrain. On ne peut faire la même chose tout le temps et partout pour espérer obtenir des résultats différents. Suivant le principe selon lequel pour être efficace, toute stratégie se doit d'être dynamique dans le temps et dans l'espace, des améliorations doivent être opérés dans la démarche de lutte.

Cet ouvrage n'a pas pour vocation de proposer des solutions toutes faites. Ce n'est pas un livre de recettes. Ceux qui s'attendent à y trouver des recettes absolues seront déçus. Il n'est pas non plus un document conceptuel. Le livre n'apporte pas toutes les réponses aux questions qui se posent dans la lutte contre les drogues au Sénégal. Au contraire, il suscite des interrogations. L'objectif principal est de partager l'expérience d'approche d'intervention communautaire pour lutter contre l'usage abusif des drogues développée par le Centre de Sensibilisation et d'Information sur les Drogues (CSID).

Le modèle proposé par le CSID offre à bien des égards des approches pouvant servir de source d'inspiration pour asseoir un modèle de réponse plus approprié parce que tenant compte de notre histoire, de notre culture, de nos réalités socio-culturelles. La démarche qui caractérise ce modèle correspond aussi et surtout à cette philosophie dite de « co-implication ».

Cette dernière suggère, outre celle des pouvoirs publics, notamment les forces de sécurité et les magistrats (la justice), l'éducation et la santé, de remettre la participation active, particulièrement celle de la famille, de la société, des communautés, de l'école, bref, de tout le monde, au centre de toute politique et tout programme de lutte contre les drogues.

La déclaration de l'Assemblée Générale spéciale des Nations Unies (UNGA) de 1998, confirmée par celle du Comité des ONG de Vienne, issue du Forum des ONG de Vienne de 2008, préconise également une meilleure implication de la société civile dans la lutte contre les drogues pour l'atteinte de résultats probants.

Cette vision ô combien progressiste a été incarnée par des hommes à l'engagement inconditionnel qui ont œuvré à des changements de paradigmes afin que les efforts et les ressources consentis dans la lutte contre les drogues se traduisent par des performances et des résultats concrets et mesurables.

Le Centre Jacques Chirac créé en 1995 avec le concours du ministère de l'Intérieur et des associations de quartier s'est nourri de cette vision pour assurer une dimension communautaire dans la lutte contre les drogues. Il est devenu aujourd'hui un haut lieu d'échanges, de sensibilisation et d'information sur les drogues au cœur de la banlieue de Dakar. Cinq cents à six cents personnes le fréquentent quotidiennement. Il se présente comme un espace de prévention de l'usage des drogues, mais aussi comme une structure d'accueil, d'écoute, d'accompagnement, d'orientation et de solidarité pour les usagers de drogues et leurs familles.

Afin d'améliorer les stratégies et les outils utilisés et mieux adapter la démarche à une population cible croissante en perpétuelle mutation, trois axes essentiels sont particulièrement mis en valeur : Sensibilisation, Prévention et Réinsertion.

Les objectifs prioritaires poursuivis dans cette perspective sont les suivants :

- informer et sensibiliser les jeunes sur les effets néfastes engendrés par l'usage de la drogue ;
- prévenir l'usage de la drogue en proposant des alternatives de nature à préserver ou à recréer des liens sociaux ;
- promouvoir les valeurs de complicité, de tolérance, de partage et de solidarité au cours des activités proposées par le Centre ;
- consolider et renforcer le rôle des associations de quartier en matière d'information et de prévention ;
- favoriser l'accueil, l'écoute et l'orientation des jeunes usagers de drogues ;

- faciliter le processus de la réhabilitation et de la réinsertion familiale et sociale pour les jeunes usagers de drogues.

En effet, ses modes d'intervention accordent une large place à l'implication des communautés en tant qu'actrices dans les processus de conception et de mise en œuvre des politiques et projets de lutte contre les drogues.

Pendant 27 ans, les éducateurs du Centre ont tenté de tenir ce pari. Ils sont acharnés au travail et fiers de leurs succès. Ils sont parfois meurtris, hélas, par les désillusions ayant souvent lieu dans le processus d'accompagnement des usagers de drogues.

Depuis 27 ans, chaque jour, j'en suis le témoin vigilant et bien souvent ému.

À partir de témoignages, d'histoires vécues et d'expériences de terrain, ce présent ouvrage offre modestement des éléments concrets pour une analyse objective de la lutte contre les drogues en particulier, des politiques et des stratégies antidrogues.

PREMIÈRE PARTIE :

Comprendre le contexte pour agir ensemble

Chapitre I

Environnement favorisant : les quartiers défavorisés, des terreaux fertiles

On a tendance à entendre dire que la drogue n'a pas de frontières, qu'elle touche tous les segments de la société sans distinction. Les critères de niveau social, d'appartenance et d'origine géographique ne semblent pas non plus être des facteurs très déterminants selon les experts. Mais force est de constater qu'en Afrique comme partout ailleurs, les quartiers défavorisés sont des terreaux fertiles au développement du phénomène de la consommation des drogues.

Thiaroye, localité de la banlieue dakaroise, est notoirement connue pour son marché qui fait sa réputation. Ce marché, du fait des opportunités économiques qu'il offre, est une plateforme d'échanges commerciaux où on trouve de tout.

À l'origine, le marché de Thiaroye servait de carrefour d'échanges pour l'écoulement des produits maraîchers qui étaient cultivés dans la zone. Les camions venaient de tous les horizons pour s'approvisionner en produits de consommation de toutes sortes à des tarifs fort compétitifs. Les commerçants grossistes s'y ravitaillaient, pour ensuite aller revendre sur les marchés des régions limitrophes.

Mais cette fonction commerciale avait été pervertie. En effet, à côté des denrées et autres produits alimentaires, on y trafiquait aussi des objets volés et des produits prohibés tels que la drogue. Ce qui faisait dire à certains observateurs qu'au marché de Thiaroye, « on y trouvait de tout pourvu simplement qu'on ait de l'argent et qu'on accepte de payer le prix ». La légende disait qu'on y vendait même des êtres humains « en chair et en os ».

Toujours est-il qu'à côté des activités licites, il s'y pratiquait une vente illicite de produits psychoactifs tels que l'alcool, les « pions », le chanvre indien et le diluant.

Les enfants vivant dans la rue, communément appelés « *fakhmen* »[2], en état de rupture familiale ou ayant fui un *daara*e[3] où ils avaient été confiés pour l'apprentissage du Coran, meublaient le décor de ce marché. Plusieurs groupes d'enfants avaient donc élu domicile au marché de Thiaroye. Livrés à eux-mêmes, pour survivre au quotidien, ils étaient obligés de commettre des vols à la tire et/ou d'exercer le métier de porteur pour les voyageurs ou les acheteurs. Les *dealers* les utilisaient dans leur trafic pour passer inaperçus. Un client potentiel était repéré, c'était alors un enfant qui allait à sa rencontre pour récupérer l'argent et lui filer la « marchandise » avant de disparaître dans l'anonymat le plus absolu. Rares étaient les plus avertis qui se rendaient compte du manège !

La nuit tombée, ces enfants de la rue dormaient sur les tables des vendeurs de légumes ou de poissons ou en dessous, selon le climat. Leurs conditions d'hygiène étaient déplorables, ils portaient des habits sales en haillons et ne se lavaient quasiment pas. Ils erraient d'une localité à une autre, à la recherche de pitance, en se faisant passer pour des talibés, ce qu'ils avaient cessé d'être depuis bien longtemps.

Un bon nombre parmi ces enfants s'adonnaient au « guinz »4. On les voyait aux abords du marché, par groupes, avec un chiffon collé au nez ou à la bouche qu'ils

---

[2] Enfants en rupture familiale ayant quitté leur foyer ou l'école coranique pour faits de maltraitance et/ou de sévices corporels.

[3] École coranique

[4] Pratique consistant à sniffer de la colle et/ou le diluant cellulosique

sniffaient régulièrement. Certains, sous l'emprise du produit, se vautraient à même le sol sous le chaud soleil.

Le quartier Khourou Mbouki5 quant à lui, situé non loin du marché, abritait l'un des commerces de sexe les plus populaires du Sénégal. Ce quartier tristement célèbre regorgeait de maisons closes où les péripatéticiennes se montraient au grand jour à la recherche de clients. Pour l'essentiel originaires des pays de la sous-région, les prostituées étaient logées et nourries par des proxénètes. Ces derniers les rémunéraient en fonction des recettes journalières que faisait chacune des prostituées.

Il a été raconté que le quartier est devenu un haut lieu de la prostitution avec la complicité des autorités locales qui ont laissé faire. Il semble que ceci ait été fait à dessein pour permettre à la fois aux commerçants du marché venus durablement s'installer à Thiaroye et aux militaires en service au camp, situé seulement à quelques encablures des lieux, de pouvoir satisfaire leurs besoins sexuels. Éloignés de leurs femmes, parfois pendant plusieurs mois, ces hommes trouvaient en ce lieu « des produits de substitution ». Mais à vrai dire, les bénéficiaires dépassaient le cercle restreint des commerçants et des militaires de Thiaroye. Des gens venaient de partout pour s'adonner à une partie de jambes en l'air.

À Khourou Mbouki, on pouvait y trouver de la bonne chair bon marché.

Comme c'est le cas généralement partout où il y a de la prostitution, des activités dites connexes ne sont pas loin. Dans ce quartier, la vente de boissons alcoolisées et le trafic de drogues étaient une réalité. Ce phénomène s'est

---

[5] Ancienne appellation du quartier qui signifie littéralement « sentier de l'hyène ». Mais depuis, le quartier a été réhabilité par les habitants eux-mêmes et a été baptisé Sante Yalla.

développé avec la complicité des habitants qui en tiraient un certain profit. Les loyers provenant des maisons closes et autres débits de boissons constituaient à n'en point douter des sources de revenus non négligeables pour les propriétaires de ces maisons.

Aussi, le marché Thiaroye et Khourou Mbouki étaient comptabilisés parmi les zones devenues les plus criminogènes. Haut lieu de délinquance de toute sorte, des meurtres s'y comptaient fréquemment. Le trafic de drogues avait pris des proportions inquiétantes et se faisait à des échelles plus grandes.

Excédées, les populations ne pouvaient plus s'accommoder de la situation. Elles s'étaient organisées pour venir à bout de ce problème devenu des plus inquiétants. Devant ce qui était considéré comme une démission des pouvoirs publics, ces derniers étaient pointés du doigt et accusés de laxisme. À cause de la configuration de l'espace, caractérisée par des rues sablonneuses et étroites, l'accès y était très difficile pour les forces de sécurité. Ainsi, elles n'y intervenaient que très rarement.

Cependant, le phénomène était tel que les interventions pour des rafles généralisées se faisaient de manière plus régulière. C'est dans ce contexte qu'a été créé le cynogroupe de la gendarmerie nationale. L'intensité du trafic et de la consommation des drogues qui avaient cours dans la banlieue devait certainement y être pour beaucoup dans la création de cette unité d'élite de la gendarmerie nationale chargée de combattre le grand banditisme. Les descentes d'hommes accompagnés de chiens renifleurs investissant les coins et les recoins des maisons étaient des événements spectaculaires. Des foules immenses accouraient de partout, parfois de très loin pour assister aux scènes d'arrestation des dealers présumés et de saisie des produits illicites.

C'est ainsi qu'un après-midi, les populations avaient été surprises de voir débarquer les éléments du cynogroupe à Waxinane, notre quartier. De manière simultanée, des descentes inopinées avaient été faites dans les bars du quartier et dans deux maisons. Si l'arrestation de personnes dans les bars était considérée comme normale, l'intervention dans deux maisons, de surcroît celles de familles paisibles et respectables, était somme toute très intrigante et faisait l'objet de toutes les curiosités.

La surprise fut générale quand le chef de famille apparut, menottes aux poignets, escorté par les hommes en bleu avec une grande mallette remplie de chanvre indien. Là-bas, c'est la mère de famille qui était embarquée manu militari avec des sachets contenant des quantités non négligeables de yamba6. Pendant les jours et les semaines qui suivirent ces arrestations, les commentaires et les interrogations allaient bon train. La surprise dépassée, les gens rivalisaient d'ardeur dans les analyses et les hypothèses pour tenter d'expliquer et de comprendre les faits.

Cette réalité sombre était celle-là même qui prévalait aussi dans de nombreux quartiers populeux, notamment à Waxinane, où nous avons vu le jour et grandi. Waxinane, avec ses 320 concessions, était limitrophe de la localité de Thiaroye à la réputation criminogène avec son légendaire marché et le sulfureux quartier Khourou Mbouki.

Le quartier Waxinane avait vu émerger sur son périmètre plusieurs débits de boissons alcoolisées. De manière clandestine et dans le plus grand secret des maisons de fortune faites de baraquements et de tôles de zinc squattées ont été transformées en débits de boissons clandestins.

Si au début, ces endroits étaient fréquentés par des gens étrangers au quartier (ils venaient des quartiers

---

[6] Nom sénégalais donné au chanvre indien

environnants), certains habitants du quartier ont commencé à s'y rendre, surtout nuitamment, à la faveur de la pénombre. Le quartier n'étant pas électrifié, l'obscurité favorisait un certain nombre de pratiques délictuelles telles que les agressions et les vols sur des passants et autres habitants du quartier qui s'aventuraient dehors au-delà d'une certaine heure. Des bagarres d'une rare violence étaient aussi parfois notées entre les habitués de ces bars. Là, c'était une personne ivre qui provoquait d'autres clients et qui refusait de se faire expulser par les préposés à la sécurité ; ailleurs, c'était un homme qui s'était fait servir et au moment de régler la note, se rendait compte qu'il ne lui restait aucun sou. Le cas échéant, il lui était proposé de mettre en vente soit ses chaussures, soit ses habits – si ces derniers bien entendu avaient de la valeur.

Ainsi, après les rafles, pendant un mois c'était l'accalmie et les populations poussaient un ouf de soulagement tant il est vrai que cette situation constituait une réelle préoccupation pour les voisins qui vivaient dans la psychose.

Au-delà des nuisances sonores causées, les habitants étaient confrontés à des problèmes de sécurité au quotidien. Il était arrivé plus d'une fois de voir des personnes se faire traiter de manière inhumaine et dégradante et être jetées comme des malpropres dehors. Après avoir fini de consommer, celles et ceux qui n'avaient plus les moyens de payer se faisaient confisquer leurs effets personnels (vêtements et chaussures, montres, etc.). Si la personne opposait la moindre résistance ou refusait d'obtempérer, elle était battue et trainée de force dehors. Parfois, un des accompagnants tentait de s'interposer et là, c'étaient des batailles rangées, avec des bouteilles qu'on n'hésitait pas à utiliser pour porter un coup ou pour se défendre d'un adversaire plus costaud. Des meurtres ont été perpétrés en plein jour à la suite de combats éclatés entre groupes rivaux ou entre clients éméchés. Le lendemain, la police intervenait pour embarquer les tenanciers du bar et les quelques rares personnes qui étaient encore présentes sur les lieux.

Quand il y avait mort d'homme, la police procédait à la fermeture du bar en question et à l'arrestation de ses propriétaires. Des rafles de police se faisaient de manière plus régulière, les jours qui suivaient les faits, dans le quartier et ses alentours, très certainement pour mettre la main sur les malfaiteurs présumés.

Hélas, cette quiétude était souvent de courte durée. Au bout seulement de quelques jours, les tenanciers de ces bars, on ne sait trop comment, réussissaient à se faire libérer et revenaient reprendre leur commerce au grand dam des populations. Ces dernières avaient beau crier leur colère, crier à la magouille et à l'injustice : rien n'y faisait. Ce train-train habituel reprenait de plus belle avec son lot de violences au quotidien.

Mais, pour les populations locales, le plus grave danger résidait dans le risque de voir encore une partie de la jeunesse du quartier, par mimétisme, être embarquée dans cette délinquance. Des gens quasiment en rupture familiale abandonnaient femmes et enfants pour élire domicile dans ces bars qui ne l'étaient que de nom. Ils y étaient présents matin, midi et soir. Ils avaient tout perdu, avaient tout abandonné à cause notamment de leur addiction à l'alcool. Leur dépendance était telle qu'ils n'avaient plus d'autre centre d'intérêt. Leur travail, leurs biens matériels et même leur famille n'avaient plus aucune sorte d'importance à leurs yeux. Comme on disait trivialement, leur vie tournait essentiellement autour de la bouteille. Ils étaient rarement dans un état lucide, ils étaient tout le temps ivre. Devenus fauchés comme des rats d'église, parce qu'ayant tout perdu, ils en étaient arrivés à vendre tous leurs biens personnels pour pouvoir se payer leur dose. On n'a jamais su d'où est-ce qu'ils étaient originaires ni quelle était leur famille.

Deux personnes dans ce groupe ont marqué particulièrement notre mémoire : Mbay Kaj et Jean. Le premier était un habitant du quartier, où il a vécu avec sa mère qui à cette époque, était vieille et malade. Maçon de son état, il a toujours travaillé à la dure pour subvenir aux besoins de sa mère, dont il était l'unique enfant. À la mort de son pater, il avait hérité de la maison. Quand sa maman décéda, cet homme qui d'ordinaire était sans histoire et qui semblait avoir une vie rangée sombra dans l'alcoolisme. Il avait abandonné toute activité pour, au fil du temps, devenir « un ivrogne ». Il passait désormais ses journées entières au « Tequila »7.

Le « Tequila » était un endroit réputé et couru par toute la pègre de Pikine et ses environs. Nombre des disciples de Bacchus y avaient leurs habitudes. Les lieux ne désemplissaient pas de jour comme de nuit. Ce bar qui ne l'était que de nom fonctionnait 24h/24. Sa propriétaire, « Marie Ndiago », originaire de la Guinée-Bissau, le tenait d'une main de fer et savait se faire respecter. L'arrière-cour aménagée d'une vieille baraque presque en ruine faisait office de terrasse où les clients se faisaient servir leurs boissons sur des tables de fortune. Outre la bière et le vin rouge classiques, on y servait du vin de palme que Marie faisait venir de son village natal de Guinée-Bissau. Mais, ce qui faisait la réputation du « Tequila » c'était son soum-soum8.

---

[7] Un nom que nous avions donné à un bar clando situé au centre du quartier en comparaison aux bars bistrots légendaires des contrées rurales des pays d'Amérique latine. Ce bar avait la particularité d'être très fréquenté.

[8] Le *soum-soum* est une bière artisanale à base de jus d'acajou obtenue après plusieurs de jour de fermentation.

Il paraît que si l'activité de Marie était si prospère, elle le devait en grande partie à ce breuvage explosif dont elle était seule à détenir la recette secrète. Contenue dans de petits fûts en plastique de cinquante litres, la marchandise était livrée la nuit en des quantités impressionnantes qui en disaient long sur le niveau de consommation.

Cette boisson qui rend facilement ivre, du fait de ses effets rapides et directs sur le système nerveux, n'en constitue pas moins un danger pour la santé. Appelée « bière des pauvres », elle coûtait relativement moins cher (entre 50 et 100 francs CFA le verre) par rapport aux autres boissons alcoolisées classiques. Quelques verres seulement suffisent au soum-soum pour produire de fortes sensations d'ivresse entraînant une perte totale ou partielle des facultés chez l'individu, dit-on.

Des spectacles dramatiques de personnes jetées dans la rue, qui rampaient à quatre pattes, urinant et déféquant sur leurs habits, étaient devenus somme toute assez banals.

Jean, surnommé affectueusement Juan par ses compagnons, était venu de sa Casamance natale pour chercher du travail à Dakar. Avec Mbay Kaj et quelques autres personnes dont Sima, un de nos voisins proches, ils formaient une équipe qu'on appelait les « baye fosses »9.

Le quartier n'étant pas branché au réseau d'assainissement, chaque maison avait construit sa propre fosse septique qui servait à l'évacuation des déchets et autres eaux usées. Ces ouvrages de fortune étaient construits clandestinement en violation des normes réglementaires en la matière. Quand une fosse devenait pleine et ne permettait plus l'évacuation des déchets, il fallait recourir aux camions hydrocureurs pour le pompage. Or, les prestations de ces camions étaient jugées chères, hors de prix, par les

---

[9] Messieurs vidangeurs des fosses septiques

populations aux petits revenus. Ces dernières faisaient donc appel à ce groupe de « baye fosses » dont les services étaient jugés moins onéreux.

Leur travail consistait à creuser un grand trou dans une partie de la cour de la maison ou quelque part dans la rue pour faire la vidange de la fosse. Bien évidemment, cette pratique était totalement interdite et sévèrement réprimée par le Service d'hygiène à cause notamment des risques de pollution de la nappe phréatique, qui était affleurante dans cette zone. Malgré ce risque, la vidange des fosses septiques par les « baye fosses », quoique risquée, était assez courante.

Pour échapper à d'éventuelles amendes des Services de répression, les vidanges s'organisaient très tardivement la nuit, vers les coups de trois et quatre heures du matin. Le défi était de creuser le trou dans lequel étaient déversés les déchets, vider et curer totalement la fosse, remplir le trou et tout nettoyer avant le lever du jour pour éviter de se faire verbaliser par les agents des Services d'hygiène.

On imagine bien que pour faire tout ce travail en un temps record, les « baye fosses » devaient dépenser beaucoup d'efforts physiques et énormément d'énergie. Outre les risques liés à la santé, le problème est que ce boulot était très loin d'être rémunérateur, les « baye fosses » n'étaient pas très bien payés. On peut valablement dire qu'ils étaient exploités. La vidange se négociait entre 4500 et 6000 FCFA, qui étaient partagés entre les membres de l'équipe ayant réalisé les travaux de vidange et de curage. Il est arrivé que pour des montants plus en deçà des tarifs habituels, le groupe ait accepté d'effectuer ce travail.

L'essentiel pour eux était de trouver les moyens de payer leurs bouteilles d'alcool et d'assurer leur consommation journalière. Ils se rendaient directement au « Tequila » juste après avoir terminé une opération de vidange pour y dépenser toute leur paie de la journée. Ils y passaient le reste de la nuit et une bonne partie de la journée du lendemain. Ils n'en ressortaient que pour aller vider une fosse dans une autre maison.

Le « Tequila » était devenu en quelque sorte leur lieu de vie. On ne leur connaissait ni enfant ni femmes, toute leur vie tournait autour de ce lieu. Le groupe était pour ses membres une sorte de famille de substitution, ils ne se quittaient que rarement, ils étaient tout le temps ensemble.

Du fait qu'ils rendaient service, notamment avec la vidange des fosses, et n'étant pas violents, le quartier avait fini par les adopter. Les habitants avaient une pitié teintée de condescendance pour les « baye fosses », certaines familles n'hésitaient pas à leurs donner les restes des repas de la journée.

La vidange des fosses n'était pas la seule activité à laquelle ils s'étaient dévolus. On faisait appel aussi à leurs services, il faut le reconnaître, pour des tâches ingrates et autres travaux jugés quelque peu dégradants pour la dignité humaine : déposer les ordures, laver les animaux, etc. Tout y passait pourvu simplement qu'à la fin ils reçoivent de l'argent en contrepartie. Ils étaient devenus des « bons à tout faire ». Pendant les périodes de grande dèche, ils se faisaient commissionner par certains, qui pour aller chercher des cigarettes dans la boutique du coin, qui pour aller chercher à manger. La petite Cécile, fille de la tenancière du bar, qui suppléait sa maman en cas d'absence, profitait de cette situation pour leur demander de faire le ménage, de nettoyer les lieux et de déposer les ordures à la décharge. En guise de récompense, elle leur servait quelques verres de soum-soum.

Nous avons été témoins de la dégradation subite et spectaculaire de l'état de santé des membres de ce groupe des « baye fosses ». Certains avaient vieilli du jour au lendemain de manière extraordinaire. D'autres avaient développé des symptômes assez visibles : leurs yeux avaient subitement pris des couleurs et leurs pieds avaient enflé. Ils avaient l'air très fatigué, mais malgré tout, ils continuaient de s'adonner à la pratique de la vidange des fosses et le bar continuait d'être leur demeure.

Quelqu'un comme Jean, qui avait une corpulence de sportif avec un corps assez bien musclé, s'était mis à tousser péniblement et avait perdu du poids du jour au lendemain. Les vidangeurs étaient devenus méconnaissables. Les populations s'étaient posé des questions sur ce qui pouvait bien leur arriver. Les hypothèses les plus alarmistes étaient données : cancer, mauvais sort jeté, lynchage à la suite d'un vol, agression par une bande rivale, etc.

Étonnamment, eux semblaient ne se plaindre d'aucun mal malgré la fatigue et la maladie qui visiblement étaient en train de gagner du terrain. À la question de savoir ce qui n'allait pas :

C'est certainement la fatigue, mais rien de grave, répondaient-ils avec un sourire de façade qui masquait mal une souffrance.

Après des épisodes de maladies au long cours qui à l'évidence, les avaient fait terriblement souffrir, les membres du groupe des « baye fosses » sont décédés les uns après les autres. Les habitants s'étaient émus qu'ils aient vécu dans le dénuement avec tant de souffrances. Jean et Max sont même morts dans l'enceinte du « Tequila ».

Les sapeurs-pompiers alertés étaient intervenus pour l'évacuation de leurs dépouilles à la morgue avant que leurs corps ne soient restitués à leurs familles, venues de lointains villages pour les enterrements.

Cette situation était loin de décourager les adeptes de ces bars. Au contraire, l'affluence ne cessait de grandir. Chaque jour, ces endroits continuaient de grouiller de monde, avec à la clé l'apparition de la gent féminine. Des filles aux accoutrements assez osés se sont rajoutées au lot de personnes toujours grandissant qui fréquentaient ces lieux. Ce qui rajouta à l'ambiance déjà trop bruyante au goût des habitants.

Dès seize heures de l'après-midi, on observait des allées et venues incessantes de couples. Des filles à la peau dépigmentée et avec des vêtements qui mettaient en valeur leurs formes physiques y déambulaient, une clope entre les doigts. Certaines portaient des cicatrices au visage, qui étaient sans doute les stigmates de batailles qu'on imagine violentes entre prostituées ou avec un client refusant de payer après une relation sexuelle jugée très peu satisfaisante.

Les trafiquants de chanvre surfaient sur ces eaux troubles pour faire prospérer leur commerce illicite. On les apercevait postés aux angles des rues et aux abords des bars en train d'écouler leurs produits. Ces derniers, conditionnés dans des sachets, s'échangeaient furtivement entre 500, 1000 et 2000 francs selon la variété et la quantité.

Chapitre II

Usage de drogues, la famille en souffrance

« En quête permanente de bonheur, la personne se démène sans relâche à la concrétisation de cette aspiration. Certes légitime, cette aspiration peut parfois pousser à suivre un cheminement tortueux. »[10]

1.1. Sidy, fatale insouciance

À Waxinane, malheureusement, des jeunes galériens qui n'avaient pas bien vécu leur désœuvrement avaient fini de sombrer dans la délinquance. Ils consommaient de la drogue et s'adonnaient à des actes déviants. Bien que vivant encore dans leurs familles, ils vivaient repliés sur eux-mêmes, tels des marginaux.

Ils formaient des bandes de copains avec d'autres jeunes issus d'autres quartiers voisins et dont probablement ils partageaient les mêmes centres d'intérêt. Ils se retrouvaient entre eux pour fumer du cannabis et n'hésitaient pas à commettre de petits larcins pour se payer leurs joints. Les plus téméraires, en plus du cannabis, consommaient aussi des « pions »11. Pris sous l'effet de ces médicaments, ils tenaient à peine sur leurs deux jambes, on les voyait tituber dans la rue. Certains avaient une mine qui les rendait suspects.

Certains jeunes avaient vite fait de passer le Rubicon ; de consommateurs, ils s'étaient mis à la vente de cannabis. De

---

[10] *CSID Infos*, n° 7, juillet 2020

[11] Médicaments psychiatriques inhibiteurs agissant directement sur le système nerveux central. Détournés de leur usage, ces médicaments deviennent de la drogue vendue clandestinement à certains endroits très connus à l'époque : Market Thiaroye, station d'essence Esso sise au carrefour de Tally Icotaf, Nietty Mbar, Marché boubess.

clients réguliers, une confiance avait certainement fini par s'installer entre eux et les réseaux de vente, qui les ravitaillaient en marchandise prohibée.

Ces derniers avaient réussi à constituer des réseaux d'écoulement du dangereux produit dans les quartiers environnants. La disponibilité et l'accessibilité de « l'herbe qui rend fou » avaient contribué à propager exponentiellement le phénomène de l'usage et du trafic jusque parfois au niveau des plus jeunes et des filles. Cette situation avait contribué à ternir l'image de certains quartiers, qui étaient à tort ou à raison assimilés à la violence. Beaucoup les considéraient en effet comme des hauts lieux de la délinquance où il était dangereux de s'aventurer le soir.

D'autres jeunes, profitant des fêtes religieuses organisées par des familles catholiques, nombreuses dans les différents quartiers, y ont expérimenté leurs premières boissons alcoolisées. Pourtant, ils étaient issus de familles à majorité musulmane et l'alcool est interdit aux musulmans. Ces fêtes (baptême, communion, confirmation) très animées (musique, chants et danses) drainaient beaucoup de monde. On y mangeait et buvait à satiété, les repas et les boissons étaient servis en abondance et étaient à la portée de tout le monde. Vu l'affluence, il était difficile, voire impossible, de distinguer les confessions religieuses des gens.

Certains jeunes ne pouvant pas résister à la tentation d'en profiter, pour satisfaire la curiosité, se sont servis de la bière et/ou du vin en catimini. D'autres, par naïveté et pris par l'ambiance de la fête, ont voulu faire comme tout le monde pour « se défouler ». Plusieurs jeunes ont ainsi inauguré leurs premières beuveries lors de ces fêtes et ont par la suite sombré dans l'alcoolisme.

Je garde encore en mémoire le cas d'un de ces jeunes, nommé Sidy. Son histoire m'a particulièrement marqué en raison des liens que nous avions avec sa famille.

La maison des Diagne et la nôtre étaient juste distantes de quelques mètres. Le pater familias, le vieux Diagne, polygame et originaire du Fouta, était à la tête de cette grande famille, qui était parmi les premières à s'être installées dans le quartier. Il se racontait qu'à cette époque, le soir, on entendait les hyènes et les chacals crier à la ronde ! Personne n'osait mettre les pieds dehors au-delà d'une certaine heure le soir.

Le quartier était constitué de cases et de baraques et tout autour, il n'y avait que des champs et des puits.

- C'était la forêt totale, se plaisait à raconter le vieux Diagne.

C'est bien des années plus tard, à la suite de la décision des autorités coloniales de décongestionner la capitale, que plusieurs familles sont progressivement venues se rajouter aux premiers arrivants.

Après sa retraite de la défunte usine SOTIBA12, le vieux Diagne s'était consacré exclusivement à la religion musulmane. Ses occupations journalières se résumaient principalement aux prières à la mosquée du quartier et à des cérémonies religieuses.

- Pour me faire pardonner mes passions et mes intolérances passées, répondait-il.

Pour une population en majorité musulmane, la mosquée était à Waxinane le principal lieu de rencontres des personnes du troisième âge. Les prières constituaient pour elles des moments de rencontres et d'échange de nouvelles.

[12] Ancienne usine de textile

Nous nous moquions souvent d'Amar, son fils aîné qui, par ailleurs, faisait partie de notre groupe d'amis.

- Ton père ne vit pas, il prit, en faisant allusion à l'histoire de Camara Laye étudiée à l'école.

En effet, les rares moments que le pater passait à la maison au retour de la mosquée, considérée comme sa seconde demeure, il les consacrait à la lecture du Coran assis sur son tapis de prière fait de peau de mouton.

La maison des Diagne était notre lieu de rencontre privilégié, le « siège social » de notre groupe d'amis. C'était le lieu de rendez-vous de toute « la bande ». Au retour des séances d'entrainement et autres matches de football, c'était dans cette maison que nous aimions nous retrouver autour du thé pour nous livrer à nos discussions préférées, à savoir, commenter les matches des championnats européens et débattre sur l'émigration.

Malgré des moyens modestes issus principalement des revenus du père de famille, la famille Diagne était accueillante et hospitalière. Elle faisait partie des rares familles du quartier capables d'assurer les trois principaux repas quotidiens. Ces derniers étaient partagés avec nous autres qui fréquentions la maison. On s'y sentait chez nous, certains parmi nous y passaient même des jours, voire des semaines.

Naturellement, comme on peut l'imaginer, nos rencontres étaient loin d'être paisibles. Nos séances de discussions, parfois houleuses, étaient d'une nuisance certaine ! La vigueur et l'engagement avec lesquels chacun défendait sa thèse dans les débats pouvaient valablement être qualifiés de tapage nocturne. Cela était d'autant plus insupportable qu'ils duraient toute la nuit.

Chaque jour, au petit matin, comme à son habitude, le vieux Diagne, en sortant de sa chambre pour se rendre à la mosquée, ne manquait jamais de passer nous demander d'observer une pause le temps d'aller faire la prière.

- Offrez-vous quand même un peu de répit, allez-y à la mosquée pour prier votre Seigneur et convoiter sa miséricorde. Vous en avez vraiment besoin pour vous changer et changer de vie, nous disait-il.

Ainsi, nous nous dispersions, non pas pour aller à la mosquée comme nous y invitait le vieux Diagne, mais pour enfin aller nous offrir un petit sommeil.

Mais, malgré le bruit et le tapage, ni le père ni les mères de famille ne nous en tenaient rigueur. Tout juste se contentaient-ils rarement de nous faire la remarque amicale de manière ironique :

- Vous faites vraiment preuve d'insouciance. Cette vie qui est la vôtre n'en est pas une, les lois de la vie sont telles que demain, vous ferez face à la même situation de la part de vos enfants, se plaisaient-ils à répéter.

- Vous connaîtrez alors la rage d'avoir des enfants qui passent des journées entières à ne rien faire et de surcroît, qui sont critiques et rebelles à tout discours pour leur faire entendre raison. Ah, je donnerai ma vie entière pour bien être là ce jour-là et voir vos réactions ! Je prie Dieu de ne pas me faire rater ce spectacle, rajoutait le père Diagne avec le sourire ironique.

Toutefois, il faut souligner que, si les parents, le père Diagne et ses épouses, semblaient s'accommoder de ce mode de vie qui somme toute dérangeait la quiétude de la famille, tel n'était pas le cas pour le tout le monde. Il arrivait assez souvent que certains membres de la famille montrent des signes d'agacement de cette situation. Les grandes filles notamment ne se gênaient pas pour nous faire observer que nous les empêchions de dormir. Plus d'une fois, Khadija, sans doute tenue éveillée par les voix perceptibles jusque dans sa chambre, était venue nous manifester son courroux.

- Mais enfin, êtes-vous bien conscients du tort que vous causez ? Personne n'arrive à fermer l'œil dans cette maison. Il faut arrêter, vous exagérez, bandes d'inconscients ! pestait-elle avant de retourner sur ses pas.

Dans leur colère, certaines nous traitaient de fainéants qui valaient moins que les femmes :

- Même les femmes ont abandonné l'habitude de la palabre depuis que vous, bandes de vauriens, en avez fait votre activité de prédilection !

Ces remontrances suscitaient la colère de notre ami Amar, par ailleurs aîné de cette famille et qui nous accueillait. Il ne manquait jamais de réagir, traitant ses jeunes sœurs de mal élevées.

- Ce n'est pas à vous d'assurer une quelconque autorité dans cette maison, vous n'en avez ni l'âge ni le statut. Demain, on ira voir mon père pour régler ce problème, je trouve irrespectueux que vous veniez me faire une remarque de cette manière, de surcroît devant mes amis, se défendait-il.

À l'instar de beaucoup d'adolescents de notre âge, nous aimions faire la fête. Malgré cette vie de « galérien », nous tentions vaille que vaille d'égayer notre existence morose. À l'occasion de certaines fêtes, tel le réveillon de fin d'année, on instituait une cotisation pour réunir le budget nécessaire à l'organisation d'un bal. Des coupons de soutien étaient remis à des personnes identifiées dans le quartier pour solliciter un appui financier et/ou en nature pour des dépenses liées à l'événement. Nous faisions le tour des maisons pour demander la permission aux parents des jeunes filles de notre âge afin qu'elles puissent participer à la fête. Nous rencontrions les parents et tentions de les convaincre de laisser venir leurs filles en leur donnant un minimum de garanties.

On aimait draguer les filles, le nombre de copines était un signe de virilité. Cette frénésie nous avait poussés à certaines dérives, certains dans notre groupe s'étaient laissés aller un peu ; de la cigarette, ils avaient glissé à la drogue. Même si c'était de manière récréative, quelques membres du groupe consommaient de l'alcool et fumaient du shit en cachette.

Dans la famille Diagne, le jeune Sidy se singularisait par un comportement assez exemplaire. Il était le seul qui suivait encore des études. La famille étant conservatrice, le père avait opté pour l'apprentissage du Coran pour ses enfants. C'est ainsi que l'écrasante majorité de la fratrie n'était jamais allée à l'école française. Seuls deux de ses enfants, on ne sut pas trop comment, avaient réussi à passer entre les mailles du filet. Le jeune garçon cristallisait un certain espoir, notamment pour sa maman et ses autres frères et sœurs. Cet espoir se justifiait par le sérieux et l'engagement dont il faisait preuve dans les études.

Au moment où les jeunes de son âge s'intéressaient à des loisirs comme la musique, le foot et les filles, lui semblait plutôt être occupé et préoccupé par les études. Cela se reflétait sur ses notes et ses résultats scolaires. Rarement il sortit des cinq premiers de la classe durant tout son cursus. Il était un garçon comme on en rencontrait rarement dans le quartier : aimable et discipliné.

Son groupe d'amis lui reprochait son attitude un peu casanière, ils se plaignaient du fait qu'il ne les fréquentât pas assez souvent. Nous l'aimions tous et étions fiers de lui. Nous autres, qui faisions partie des rares rescapés du système scolaire encore dans les études, ne manquions jamais l'occasion de le féliciter et de l'encourager à persévérer dans ce chemin. Il nous arrivait de le donner en exemple aux autres jeunes garçons de son âge.

Les choses semblaient être bien parties pour ce garçon jusqu'à l'année où il avait atteint la 3e secondaire et devait passer le Brevet de Fin d'Etudes Moyennes (BFEM). Son comportement changea brutalement du jour au lendemain. Il rentrait un plus tard que d'habitude le soir et s'accompagnait avec des jeunes de son école dont le comportement, y compris la manière de s'habiller, tranchait avec les habitudes vestimentaires du garçon. Les gens étaient étonnés de le voir se vêtir d'une manière jugée très extravagante. Il devenait de moins en moins présent à la maison, il sortait tous les jours y compris ceux pendant lesquels il disait ne pas avoir cours.

Parfois, il ne rentrait même pas à midi pour le repas. Un jour, il prétextait un cours qui avait débordé, un autre jour c'était un prof qui les aurait retenus en classe pour terminer quelques exercices. Intrigué par ce changement subit, son grand frère s'en ouvra à nous, ses amis.

- Il faut vérifier son emploi du temps et être plus regardant sur ses agissements, lui avions-nous suggéré.

Des investigations plus poussées faites auprès de son école confirmèrent les craintes.

Contrairement aux allégations du jeune garçon, nous avions découvert qu'il n'avait pas cours tous les jours. Il n'était même plus assidu à l'école et ses résultats naguère très honorables avaient chuté drastiquement. Les mea culpa et les promesses de rectifier le tir après les discussions et les remontrances n'avaient pas permis de sauver son année.

Rien n'y fit, il échoua à l'examen du BFEM dès le premier tour.

Tout le monde se posait la question de ce qui avait bien pu arriver à Sidy !

Étonnés par ce changement si radical, nous étions naturellement curieux d'en savoir les causes. Les confidences reçues furent sans appel : le garçon s'était mis à boire de l'alcool.

Il en avait fait l'expérimentation lors de ces fêtes populaires organisées périodiquement par une des familles chrétiennes du quartier. Il avait dû renouveler l'expérience une ou deux fois en cachette à d'autres occasions festives et aurait été entraîné ensuite par un de ses camarades de collège. S'il se rendait souvent chez ce nouvel ami après les cours, la fréquentation avait été plus régulière par la suite.

En fait, la maman de son camarade tenait un bar clandestin au profit d'une clientèle restreinte déjà connue qui avait ses habitudes chez la famille. C'était pour l'essentiel des hommes et des femmes musulmans pour la plupart qui buvaient en cachette. Ils venaient parfois de quartiers lointains, et passaient chez cette famille à leur descente de travail avant de rentrer chez eux. Pour leur garantir la confidentialité et les tenir hors des yeux indiscrets, un petit salon leur avait été aménagé à l'étage. On pouvait entrer et sortir de la maison sans soupçonner quoi que ce soit. Pour sortir, on les faisait passer par une porte dérobée.

C'est donc dans cette maison que le jeune Sidy avait été précipité dans le piège de l'alcool.

Avec leur bande de copains, ils s'y retrouvaient chaque jour autour d'un verre.

Interrogé sur les informations reçues à son sujet, le jeune garçon s'était mis à nier vigoureusement les faits. Jurant sur sa mère et en invoquant sa religion, il rejeta les accusations.

- Comment quelqu'un comme moi, qui ne fume même pas de la cigarette, pourrait-il se permettre de prendre de l'alcool ? se défendait-il.

Toujours était-il que son comportement bizarre perdurait, ses sorties fréquentes et ses rentrées tardives n'avaient pas cessé malgré son échec au BFEM.

L'information sur la consommation d'alcool avait été jusque-là gardée secrète. Nous redoutions le choc émotionnel qu'elle aurait suscité au sein de la famille, en particulier chez le père Diagne. Il reste évident qu'un homme comme lui, qui vivait à fond sa religion, ne pourrait jamais concevoir que sa progéniture boive de l'alcool ne serait-ce qu'une seule fois de sa vie.

Malheureusement, malgré toutes les précautions, la mèche finit par être vendue et on ne sut jamais par qui.

Comme on le craignait, la nouvelle fit un tollé dans la famille et dans le quartier. Tout le monde se demandait comment ce garçon d'ordinaire sans problème en était arrivé là. Sa maman et ses sœurs firent vite d'accuser ses autres demi-frères et la coépouse d'être les colporteurs de cette information pour ternir l'image du jeune garçon.

- Ce n'est que de la jalousie bête et méchante qui vous a poussés à cette accusation sans fondement, servie insidieusement à dessein pour mettre en cause l'honorabilité de leur famille, dénonçaient-ils.

Depuis, ce conflit latent à peine perceptible avait éclaté au grand jour, et la division s'était installée au sein de cette famille.

Mais les soupçons furent confirmés avec le temps. Il y eut un moment, à l'occasion de la fête de Noël, où le garçon était rentré très éméché. Pouvant à peine marcher, Sidy était pourchassé par une horde d'enfants qui le huait et criait « à bas l'ivrogne !». À sa vue, les voisins eurent la surprise de leur vie ! C'était l'étonnement général ! Ses sœurs, sans doute ameutées par la clameur populaire, s'étaient précipitées dehors. Ce fut un choc épouvantable pour la famille en voyant le spectacle qui s'offrait devant elle. Sa maman s'était évanouie et fut évacuée d'urgence dans une structure sanitaire. La scène était indescriptible. On aurait cru que la famille venait d'apprendre la mort subite d'un être cher ; c'était la grande désolation et l'émoi.

À la fin de l'année scolaire, l'équipe du Centre conseilla à Sidy de s'engager dans l'armée. Nous espérions qu'avec l'éloignement du quartier et la formation militaire caractérisée par la discipline et la rigueur, une prise de conscience s'opérerait à son niveau. À l'issue des trois mois de formation, le jeune soldat fut affecté dans la région de Tambacounda. Sa famille avait dû intervenir auprès de certains hauts gradés pour qu'il soit envoyé dans cette région éloignée afin de se soustraire à la vie tumultueuse de Dakar. L'objectif était de le tenir loin d'un environnement à risque pouvant potentiellement influer à nouveau sur son alcoolisme. Nous pensions naïvement qu'outre le fait de le tenir loin de tout contact avec son groupe d'amis à Dakar, les trois mois passés au centre d'instruction militaire à Saint-Louis pouvaient constituer une période de sevrage. Mal nous a pris !

C'était l'effet contraire. Étant très loin de la famille et de ses parents, le garçon, se disant certainement qu'il n'y avait plus de contraintes sociales, s'était littéralement « noyé » dans l'alcoolisme. Il s'était mis à boire beaucoup plus. Toutes les cérémonies régulièrement organisées au camp étaient pour lui des occasions de beuverie. Ce qui naturellement avait fini par l'empêcher de travailler correctement. Il manquait gravement à ses obligations professionnelles. Il fut ainsi l'objet de plusieurs sanctions disciplinaires.

Maintes fois hospitalisé pour des cures de désintoxication, Sidy fut sévèrement mis en garde par son médecin contre une cirrhose du foie. Malgré de graves problèmes de santé, il continua à boire. Tous ses revenus furent dépensés pour satisfaire sa consommation journalière.

Sa famille (sa femme, ses enfants et ses parents) vécut difficilement cette situation. Ces derniers se sont fait arnaquer par des marabouts et autres charlatans auxquels ils avaient recours pour sortir le jeune homme de cet engrenage. Des sommes d'argent importantes avaient été dépensées à la recherche de guérisseurs traditionnels ou de marabouts pouvant guérir le garçon de l'alcool. Sa mère se serait même rendue jusqu'au Mali voisin où on lui avait recommandé un grand marabout « réputé » sur l'accoutumance au tabac, aux drogues et à l'alcool. Plusieurs allers et retours dans ce pays n'avaient pas permis d'obtenir un résultat satisfaisant.

Le jeune homme décéda d'une cirrhose de foie, laissant derrière lui une mère, une épouse et des enfants ainsi que des frères et sœurs inconsolables.

Le cas de Sidy Diagne était loin d'être isolé. Lakim, un des membres de notre groupe d'amis, a vu également son destin brisé par l'alcool. Brillant élève, il avait été jusqu'en classe de 1re D (actuelle S2) au lycée de la localité. Lui aussi a connu le même sort que le jeune soldat.

1.2. Laye Bouki : victime parfaite de l'influence du groupe

Dans le même registre, me vient à la mémoire l'histoire du jeune Laye Bouki.

Avec quelques-uns de ses amis, ils s'étaient fait alpaguer par la brigade de la gendarmerie de Thiaroye. Les gendarmes les avaient surpris confortablement installés sur un mur mitoyen à la brigade (on voit où peut conduire l'insouciance des jeunes ados), en train de griller des joints de chanvre. Alertés sans doute par l'odeur, des hommes de cette brigade sont, par une dissimulation qui les caractérise, parvenus à les prendre en flagrant délit.

Laye Bouki avait pour habitude, lors de la période de Navétane, d'y faire le détour pour y rejoindre ses camarades afin d'assister aux entrainements de l'équipe fanion de leur quartier. Ce terrain de foot était le point de ralliement des populations, en particulier des jeunes du quartier, qui le prenaient d'assaut dès les coups de 17 heures, pour apprécier la forme du moment qui d'un ami, qui d'un frère ayant réussi à faire partie de l'effectif des joueurs de l'équipe fanion. Ces moments n'étaient en rien comparables à l'engouement noté les jours de rencontre entre l'Association Sportive et Culturelle (ASC) du quartier et une équipe adverse où la ferveur était grandiose, mais les séances d'entrainement n'en étaient pas moins courues. Le repas de midi sitôt terminé et après avoir tenté vaille que vaille de tromper la chaleur torride des jours d'été sous l'ombre d'un arbre ou des bâtiments autour « des trois normaux », les supporters rappliquaient au terrain de foot distant de seulement d'un kilomètre.

Dans cette partie de la banlieue pikinoise, du fait des prédateurs fonciers, les jeunes n'ont plus d'aires de jeu pour s'épanouir. Il ne restait plus aucun lopin de terrain pouvant servir de terrain de jeu. Le camp du bataillon des Paras basé à Thiaroye, bâti sur plusieurs hectares, devenait du coup la seule solution qui s'offrait à la jeunesse thiaroyoise pour pouvoir jouer au football ou s'adonner à ses loisirs. Ainsi, à longueur de journée, de nombreuses équipes de Navétane des quartiers environnants, disposant par-devers elles d'autorisation délivrées par les autorités militaires, se relayaient sur les moindres espaces dédiés, soit pour s'entraîner, soit pour livrer des matches opposant des quartiers rivaux. Les abords de ce qui faisait office de terrain de foot étaient littéralement pris d'assaut par les supporters. Ces derniers ceinturaient le terrain sablonneux qui servait d'aire de jeu, afin de mieux apprécier le spectacle.

Les parties de foot étaient aussi des occasions de rencontres conviviales entre des groupes d'amis issus du même quartier. La « bande » de camarades de Laye, pour la plupart, était constituée de jeunes placés en apprentissage dans des garages de mécanique situés à Poste-Thiaroye à la suite d'échecs successifs à l'école.

C'est dans ces circonstances que le jeune Laye et son groupe d'amis furent interpellés par la gendarmerie. La nouvelle n'avait pas tardé à se répandre comme une trainée de poudre dans le quartier. Leurs familles sitôt alertées rappliquèrent dare-dare dans les locaux de la gendarmerie pour s'enquérir de la situation et tenter d'obtenir la libération des mis en cause. Mais les démarches et autres négociations furent sans succès. Le commandant de brigade s'était montré intransigeant. Il était décidé à poursuivre la procédure pour détention et usage de chanvre indien.

Un des membres d'une des familles, qui avait sans doute entendu parler des actions que menait le Centre de sensibilisation et d'information sur les drogues, leur suggéra de prendre contact avec nous. Les familles ne s'étaient pas fait prier. Une délégation se rendit aussitôt dans nos locaux. Le hasard fut que c'est moi-même qui les avais reçus. Un entretien permit de me faire une idée de l'affaire. Malgré l'inquiétude qui se lisait sur les visages, les familles avaient pu trouver la sérénité pour raconter les détails et les circonstances de l'arrestation.

- D'après le commandant de brigade, les jeunes ont été pris la main dans le sac en train de fumer du chanvre. Il soutient tenir des cornets de chanvre ramassés au moment de l'arrestation. La drogue est présumée leur appartenir. Le commandant semble particulièrement en colère par le fait que c'est sur un mur contigu à la brigade que se sont assis les jeunes pour fumer le yamba. Ce qui, à ses yeux, apparait comme une provocation inacceptable, narrait une personne qui faisait office de porte-parole de la délégation.

Après les avoir religieusement écoutés et posé moult questions permettant de mieux cerner l'affaire, je les avais fait patienter le temps de m'en ouvrir aux collègues. Nous avions organisé une concertation sur l'affaire à l'effet de décider de la conduite à tenir. Après échange, la décision d'intervenir fut prise. Cela correspondait à une réaction habituelle à chaque fois que nous étions saisis d'une affaire similaire. Notre doctrine était d'user d'une certaine diplomatie et de plaider auprès des responsables des forces de sécurité pour éviter la prison lorsqu'il s'agissait de fumeurs occasionnels.

Fidèles à cette vocation, avec un inspecteur de police en service au Centre et qui, il faut le dire, dans de pareilles circonstances, nous aura permis dans la majorité des cas dont nous avions été saisis, d'avoir gain de cause, on décida de se rendre prestement à la brigade. Dans ce genre de situation, le temps est précieux, il faut faire vite avant que le procureur ne soit saisi et que la procédure ne soit enclenchée. Autrement, la garde à vue et le déferrement de l'auteur supposé des faits incriminés sont inévitables.

C'est donc accompagné des membres des familles que nous nous rendîmes à la brigade de gendarmerie. Sur place, il y avait du monde. Nous avions trouvé la cour de cet établissement remplie de personnes. Vu les salamalecs et les affinités, il ne faisait aucun doute qu'il s'agissait des voisins du quartier. Ces derniers, selon les informations recueillies sur place, s'étaient déplacés en masse à la gendarmerie dès que la nouvelle de l'arrestation était parvenue dans le quartier. Venus témoigner de leur solidarité aux familles des jeunes garçons arrêtés, quelques dirigeants de l'ASC étaient également présents sur les lieux. D'ailleurs, on nous fit savoir que c'est sous leur houlette que les pourparlers avec le commandant de brigade avaient été amorcés. Un bref entretien avec eux nous permit de compléter et de confirmer le compte rendu reçu des familles sur les détails de l'arrestation et du refus catégorique du commandant de les libérer.

- Nous attendons juste l'officier de police judiciaire pour entamer et les auditions et la notification de garde à vue, leur avait-il signifié.

Grâce à l'inspecteur Dème en service au Centre, qui avait décliné son identité, nous fûmes plutôt bien accueillis au secrétariat des lieux. Un gendarme, après nous avoir fait patienter, annonça notre délégation. Nous n'eûmes pas à attendre longtemps, le commandant de brigade fit son apparition à la porte du bureau et nous invita à le suivre. Une fois à l'intérieur de son bureau et à peine installés, nous avions engagé les négociations. L'inspecteur Dème prit la parole le premier, il remercia le commandant pour nous avoir reçus et accordé du temps. Il prit bien soin préalablement de lui présenter le Centre en faisant un vaste détour sur ses missions et les actions déployées notamment dans la banlieue.

- Ah oui, j'ai entendu parler du Centre, je trouve que c'est une excellente initiative que de l'implanter dans la banlieue. La visite des Présidents Chirac et Diouf a contribué à poser la lumière sur cette structure. Personnellement, cela a été une occasion pour moi de m'intéresser au Centre. C'est une structure qui vient à son heure, la drogue est une réalité dans cette zone. On a comme l'impression que le phénomène a tendance à prendre de l'ampleur. Il ne se passe pas un jour sans que mes hommes, notamment la brigade de recherche qui investit les quartiers, n'opèrent des arrestations. Si ce ne sont pas des trafiquants qui sont alpagués à la suite de dénonciations, ce sont des fumeurs de chanvre qui sont surpris dans un coin de rue.

M. Dème reprit son speech pour faire un long plaidoyer sur la nécessaire collaboration devant exister entre le Centre et les forces de répression.

- Pour aider à renforcer cette relation, le Comité Interministériel de Lutte contre les Drogues du Sénégal a jugé utile de m'affecter au Centre, dont la vocation première est d'œuvrer dans la prévention.

Après avoir bien travaillé à l'instauration de ce que nous appelons dans notre jargon « un environnement favorable », qui dans ce genre d'exercice est fondamental pour gagner la confiance de notre interlocuteur et l'amener à épouser notre cause pour pouvoir parvenir à notre fin, à savoir, obtenir la libération et l'abandon des poursuites du mis en cause, jugeant le moment favorable, j'enchaînai en annonçant ouvertement l'objet de notre visite.

- Merci, Mon Commandant, pour votre disponibilité et votre ouverture d'esprit. C'est dans le cadre de notre mission que nous avons été informés de l'arrestation des quatre jeunes garçons qui ont été appréhendés pour des faits d'usage de chanvre indien présumés. En de pareils cas, nous prenons souvent le soin, avant d'entamer une quelconque action, de nous assurer qu'il ne s'agit ni de trafiquants ni de consommateurs notoirement connus des Services de répression. Les informations recueillies permettent de croire qu'il s'agit de personnes ne disposant d'aucuns antécédents juridiques. Selon des témoignages unanimes, ce sont des jeunes qui passent pour être des garçons sérieux et disciplinés. D'ailleurs, deux parmi eux sont des élèves. Outre le témoignage fait sur eux, nous avions demandé et obtenu des preuves permettant de convaincre sur ce qui est dit à leur sujet. Les bulletins de notes présentées par les familles permettent de croire que ce sont en effet des jeunes sans histoire. Le reste du groupe est constitué de jeunes en apprentissage dans des ateliers de mécanique. Leurs patrons, informés de la situation, n'ont même pas hésité à faire le déplacement à la brigade. Nous nous sommes entretenus avec eux et avec les familles rencontrées devant la porte de la brigade. Toutes et tous avouent leur surprise d'avoir appris que les jeunes consommaient de la drogue. Certains parmi eux peinent même à le croire.

- Je les comprends, mais les faits ne souffrent d'aucune caractérisation possible. Ils ont été pris en flagrant délit. M. l'Inspecteur de police ici présent sait de quoi il s'agit. Les jeunes eux ne nient pas les faits, renchérit le commandant de brigade.

- Entendons-nous bien, Mon Commandant, notre démarche ne vise aucunement à les absoudre des faits. Le propos n'est pas de dire s'ils sont coupables ou innocents. Nous sommes venus vous entretenir de notre stratégie de médiation et des enjeux d'une approche de prévention. Il s'agit plus d'un plaidoyer que d'une plaidoirie. Plutôt que de les envoyer en prison où après leur séjour carcéral, il n'y a aucune garantie de non-récidive, nous voulons, vu que c'est leur première expérience, créer des conditions permettant au Centre d'entamer un travail de prévention et d'accompagnement qui pour nous a beaucoup plus de chances de prospérer en termes d'effet positifs qu'un emprisonnement. En résumé, Mon Commandant, nous nous proposons de nous substituer à la prison pour accompagner ces jeunes à retrouver le droit chemin.

- Oui, Mr Tabara, j'entends bien ce que vous dites. Je dois même avouer que je partage à bien des égards beaucoup de choses que vous dites. Mais là, en l'occurrence, je représente la loi tout comme d'ailleurs M^r^ l'Inspecteur de police qui vous accompagne. Lui comme moi avons comme rôle de faire observer la loi qui, je vous le fais remarquer, est du fait du législateur. Ce dernier est une émanation des populations qui lui donnent mandat de légiférer en leur nom. Par conséquent, il faut considérer les lois comme des normes et règles dont la société s'est librement dotée pour organiser la vie sociale. Les contrevenants à ces lois et règles s'exposent à des sanctions, en l'occurrence ici, c'est la prison. Car on est en face d'un cas de détention et d'usage de substance prohibée.

- Mon Commandant, ce que vous dites correspond absolument à la vérité. Nous ne contestons ni l'opportunité des lois encore moins leur justesse. En tant qu'officier de police judiciaire, je ne peux pas ne pas le savoir. Pendant une vingtaine d'années, cela a été mon quotidien alors que comme vous, j'étais encore dans les services opérationnels. Mais là, nous sommes dans un domaine assez particulier, à savoir, la lutte contre les drogues. La complexité du phénomène appelle la nécessité de recourir à une autre grille de lecture pour mieux comprendre les enjeux. Les prisons sont remplies par des personnes qui y ont été conduites pour des faits qui de mon point de vue méritaient une autre approche.

- Inspecteur, dans ce cas, il appartient aux législateurs d'en être conscients et de changer la loi. Aussi longtemps que les lois restent comme elles le sont, les forces de sécurité auront obligation de les respecter et de les faire respecter dans toute leur rigueur. Autrement, nous serions coupables de manquements à notre devoir, j'allais dire à notre serment.

- Mon Commandant, la loi existe grâce à l'esprit qui la caractérise. C'est le fondement de notre démarche. Il demeure évident qu'en tant qu'organisation de la société civile, nous avons aussi comme vocation de jouer un rôle de plaidoyer auprès des décideurs pour faire évoluer les dispositions réglementaires et adapter les politiques aux réalités des contextes. Nous nous employons à ce travail à l'intérieur du Comité interministériel de lutte contre les drogues dont nous sommes membres. Cet organe de coordination du gouvernement en ce qui concerne la politique de lutte contre la drogue semble avoir pris conscience de la nécessité de réformer les politiques.

- Attendons donc que ces changements soient effectifs. Dans le cas contraire, nous allons continuer de traduire les contrevenants aux lois devant la justice. Mr Tabara, je vous fais remarquer qu'en accédant à votre demande de libérer les jeunes, je n'aurai pas effectué mon travail. Un agent de la force publique en service qui arrête un délinquant dans une situation de flagrant délit et qui manque de le traduire devant la justice aurait manqué à ses devoirs. Je me demande si un tel agent est même digne de porter la tenue. Notre métier est de traquer et de traduire les délinquants devant la justice, qui en dernier lieu est seule habilitée à décider de leur sort après qu'ils seront déclarés coupables ou innocents des faits pour lesquels ils sont accusés.

- Toutes ces formalités ou réformes indispensables devront être entreprises en vue d'améliorer les politiques en la matière, avais-je renchéri.

Notre entretien avec le commandant de la brigade dura plusieurs heures. C'est au moment où nous avions perdu espoir d'obtenir leur libération qu'il accéda enfin à notre requête. Il consentit à les libérer. Mais, pour mettre plus de pression sur les familles et jouer sur la psychologie des jeunes afin que l'expérience soit suffisamment dissuasive, il leur fit passer une nuit en cellule.

Le groupe de jeunes fut libéré le lendemain matin. Accompagnés d'un groupe de parents, nous les avions reçus au Centre comme convenu le jour après cette expérience qualifiée d'assez traumatisante pour des personnes qui n'avaient jamais connu d'histoire avec la police.

Des entretiens individuels nous permirent de cerner davantage la personnalité et d'avoir plus d'informations sur la situation sociale de chacun d'eux. Ils auront surtout permis de confirmer nos présomptions. En effet, nous étions en face d'un groupe d'amis qui s'adonnaient à la consommation de cannabis de manière récréative, en toute discrétion. Habitant le même quartier, ils se fréquentaient depuis leur enfance. Certains avaient d'ailleurs été dans la même école. Leurs familles respectives étaient voisines, leurs maisons situées non loin les unes des autres. Cette pratique délictuelle n'était pas connue de leurs parents, encore moins du voisinage. Dans le quartier, ils étaient perçus à l'image de leurs parents : calmes, aimables et sans histoire. Aux yeux de tout le monde, ils étaient des jeunes certes issus de familles modestes, parfois démunies, mais très disciplinés. C'est la raison pour laquelle, alarmés par la nouvelle de l'arrestation des jeunes, certains s'étaient précipités à la gendarmerie en hurlant qu'il s'agissait d'une confusion sur les personnes arrêtées.

- Comment une personne qui ne fume pas de la cigarette peut-elle être accusée de consommer du chanvre, c'est impossible ! fulminaient-ils.

Étant tenus par le secret professionnel et pour éviter de trahir la confiance des personnes avec qui nous travaillons dans une relation d'accompagnement, le Code de déontologie du Centre nous astreint à une clause de confidentialité. Ce qui du coup nous empêche de divulguer aux familles les confidences issues de nos entretiens avec les personnes. Le protocole d'écoute nous faisait en effet obligation de garder secrètes les confidences faites notamment par les usagers que nous recevons dans le cadre de la relation d'aide et d'accompagnement fournis par le Centre. Cela est essentiel pour gagner la confiance de ceux-là mêmes qui sollicitent nos services. Par conséquent, les familles et les parents n'en sauront pas davantage sur les détails des expériences vécues par leurs enfants.

Dans ce groupe, l'histoire incroyable de Laye nous semblait assez symptomatique de la situation que connaissent de nombreux adolescents dans les quartiers et qui échappent à la vigilance des familles.

Laye était un jeune élève en classe de Terminale ; issu d'une famille aux revenus modestes, il cristallisait un certain espoir malgré son échec au bac. Il symbolisait le prototype de l'enfant qui éprouve de la condescendance pour ses parents et qui rêve de finir ses études et de décrocher un travail pour enfin mettre fin aux souffrances et à la misère endurées par les siens. Pour être allé jusqu'au bac et avec ses bonnes notes en classe, il faisait la fierté dans le quartier.

Ils n'étaient pas nombreux les jeunes comme lui qui continuaient d'aller au lycée. Et pour cause, ils jouissaient de la considération et d'une certaine sympathie auprès des grands frères, du quartier et des dirigeants de l'association locale. Afin de préparer la relève et certainement pour les encourager à persévérer, ils avaient été cooptés dans les organes de gouvernance de l'association, notamment au niveau de la Commission d'animation de la vie du quartier. Grâce à un engagement acharné et à la bonne volonté, leur jeune âge et leur manque d'expérience n'avaient pas été longtemps un obstacle pour faire leurs preuves. Ils n'avaient ménagé aucun effort pour exécuter les différentes tâches qui leur avaient été confiées.

Le témoignage de Laye lors de son entretien avec les animateurs du Centre confirma bien nos hypothèses. Le parcours exposé à travers son récit montre en effet que nous étions bien loin du profil de toxicomane endurci. Avec son groupe d'amis, il s'adonnait à la fumette. Le concernant, il avait été entraîné du fait de l'influence du groupe, notamment par celui qui manifestement en était le leader.

- C'était au moment de passer le bac. J'étais dans une sorte de tension permanente due à la hantise d'échouer à l'examen. Vu tous les espoirs qui pesaient sur moi, je redoutais la tristesse qui se serait emparée de ma famille en cas d'échec. Mon parcours d'élève studieux qui a passé toutes les classes sans difficulté majeure faisait que personne ne doutait un seul instant de ma réussite. Mon entourage pensait que le bac serait pour moi une sorte de formalité. Paradoxalement, cette situation, qui devait contribuer à renforcer ma motivation jusque-là restée intacte, se transforma en une pression négative supplémentaire. Je me mis à envisager le scénario d'une non-réussite. Scénario auquel personne n'avait pensé. De fil en aiguille, le doute s'installa en moi. Je n'arrêtais pas de penser aux conséquences si jamais je ne réussissais pas au bac. La déception serait grande pour ma mère. Cette dernière, bien qu'elle soit dépourvue de moyens, n'a jamais lésiné à sortir ses économies pour me permettre de me doter de manuels. Elle avait tout misé sur ma scolarité. « On y arrive par l'école », ne cessait-elle de me répéter pour me motiver. De ce fait, penser une seconde à sa déception devant l'éventualité d'un échec m'était insupportable. Aussi, du point de vue personnel, mes attentes étaient grandes. J'ai toujours rêvé de devenir médecin militaire. Enfant, la tenue militaire m'a toujours fasciné. Le fait que nous habitions près du camp militaire y a été certainement pour quelque chose dans cette vocation. En septembre, le camp militaire fêtait le Saint-Michel, qui se trouve être le totem des parachutistes. Cet événement célébré avec faste était ouvert au public. Plusieurs activités étaient au programme. Je fus marqué par le saut en parachute et la grande parade qui était organisée lors de la cérémonie d'ouverture. C'était pour nous l'occasion d'admirer les militaires parés de leurs plus beaux uniformes avec à la poitrine une panoplie de médailles fièrement exhibées. En grandissant, ce rêve m'a toujours habité. Un militaire qui logeait dans notre quartier, devinant mon attrait pour la tenue, me conseilla un jour de bien travailler à l'école. « Vu tes performances dans les matières scientifiques, je te conseille de faire le concours d'entrée à l'École Militaire de Santé. L'EMS est une institution prestigieuse, mais les conditions d'entrée, c'est par voie de concours, c'est un concours très sélectif et compétitif. Il faut obligatoirement avoir le bac. »

Donc, je travaillai dur à l'école avec l'idée de devenir médecin militaire. Pour réaliser ce rêve longtemps nourri, l'une des conditions, c'était de réussir au bac. Dès lors, plus qu'un diplôme, le bac représentait beaucoup pour moi. Au-delà de permettre de rendre heureux toute la famille, il était aussi le moyen de réalisation sur le plan personnel. Malgré tout ce poids psychologique qui pesait sur moi, je continuais à bien travailler à l'école. Je m'employais à obtenir de bonnes notes, en particulier sur les matières scientifiques, où je semblais avoir des prédispositions. Maths, SVT et PC étaient mes matières de prédilection.

Contrairement à la majeure partie des élèves, depuis le collège, j'aimais ces matières. Ce qui m'avait valu l'affection de certains professeurs. Considérant que je faisais partie des meilleurs de l'école, notre professeur de maths n'avait pas hésité à me proposer de passer le concours général, une compétition prestigieuse qui consacre les meilleurs du Sénégal dans chaque matière. Je fus naturellement fier d'avoir été choisi pour représenter notre établissement à ce concours qui réunit tous les élèves du Sénégal. Apparaître à la TV nationale en train d'être récompensé par la plus haute autorité du pays, à savoir, le président de la République, serait la consécration suprême pour un élève. Ce serait le moyen le plus achevé de rendre fiers mes parents, ma famille. Toute chose qui fait que la pression liée à l'examen du bac était devenue énorme. Je n'arrêtais pas d'y penser. Il m'est arrivé assez souvent de passer la nuit entière à faire mes devoirs ou à apprendre mes leçons à la maison alors que j'avais cours le lendemain.

Ainsi, sans me rendre compte, j'accumulais des dettes de sommeil au fil des jours. Ce qui naturellement ne tarda pas à se faire sentir. Au début, cela se manifesta par des coups de fatigue en plein cours. Les explications des professeurs devenaient de plus en plus confuses. Je pouvais suivre un cours et à la fin ne retenir que très peu de chose. À l'approche des examens, nous avions formé un groupe de travail entre amis, pour réviser nos cours et nous aider mutuellement. Tous les soirs, nous nous retrouvions dans une salle de classe à l'école élémentaire du quartier qui était mise à notre disposition par le directeur de l'école. Un soir, après avoir travaillé pendant plus de quatre heures de temps, en rentrant, nous avons croisé sur le chemin Landing, un de nos amis apprenti mécanicien. Se rendant compte qu'il était l'heure où habituellement on arrêtait nos travaux, il venait à notre rencontre pour convenir de l'heure à laquelle nous irions ensemble à Yeumbeul pour assister à un match amical devant opposer l'ASC du quartier à une équipe locale le lendemain.

« Les gars, vous prenez trop au sérieux cette histoire de bac. Vous y allez vraiment à fond. Je vous comprends, mais à ce rythme vous risquez de louper le bac en tombant malade. Bouki, regarde-toi dans une glace, tu ne te rends même pas compte de ce dont tu as l'air. Tu as vachement fondu, cela se voit que tu as perdu du poids. On te l'a fait remarquer ? Allez-y doucement les gars, sinon vous allez tomber malade, je vous assure », nous disait-il sur le ton de la plaisanterie.

« Arrête copain ! Vous exagérez, toi et tous ceux qui pensent comme toi ! Où est-ce que tu as déjà vu ou entendu que des révisions pour préparer un examen ont tué quelqu'un ? C'est vrai que c'est dur, nous l'admettons.

Personnellement, il m'arrive de me dire que je ne vais pas tenir le rythme. Avec le stress et la fatigue c'est normal de ne pas avoir la forme des grands jours. Mais ne t'en fais pas, le temps du repos et de la fête arrivera bientôt. Après le bac, nous aurons le temps pour tout, tu verras », avais-je répondu.

« J'ai entendu dire qu'avec le chanvre on étudie mieux. Il stimule le cerveau et aide l'esprit à fonctionner. Du coup on devient plus performant. J'ai un ami qui m'a dit que c'est grâce à ce produit qu'il a pu réussir son bac. Essayez », avait-il dit sur un ton moqueur.

Nous avions ri sans trop accorder d'attention à cette suggestion qui a priori était faite juste pour rire. Entre amis, il nous arrivait fréquemment de nous chambrer en évoquant parfois des choses qui relèvent plus de l'idiotie, afin de détendre l'atmosphère du groupe. À chaque fois que nous étions ensemble, notamment à l'occasion de séances de thé, les plaisanteries fusaient. À ce jeu, Landing était plutôt bien à l'aise. Cette réaction était sans doute à ranger dans ce registre.

Curieusement, quelques jours après, je ne sais comment, cette discussion m'était revenue à l'esprit. C'est vrai qu'avoir le bac était devenu presque une obsession pour moi. Je ne pouvais m'empêcher d'y penser, surtout lors de mes moments de solitude. Je me voyais faire partie des récipiendaires lors de la cérémonie de récompense du concours général. Je m'imaginais le président de la République me faire l'accolade, devant mes parents, en me félicitant longuement en tant que meilleur élève du Sénégal. Je me voyais revenir dans le quartier rendre visite à mes parents et revoir mes amis d'enfance en arborant la tenue de l'École militaire de santé. Mes pensées allaient à toutes les situations que l'obtention du bac rendrait possibles.

Il est vraiment important, le bac ! Ce n'est pas pour rien qu'il est considéré comme le premier diplôme universitaire. C'est plus qu'un simple parchemin. Il ouvre des portes, dégage des horizons, balise des perspectives et permet de se projeter vers des projets professionnels. Non, plus qu'un diplôme, cela constitue une clé de succès pour la vie. Pour ces raisons, je me disais qu'il me fallait l'avoir. Ni efforts, ni énergie ne seraient ménagés pour arriver à cette fin, quitte à y laisser ma vie.

C'est ainsi que surgit dans ma mémoire cette discussion relative aux supposées vertus du cannabis pour faciliter la réussite au bac. Ce n'était pas la première fois que j'en entendais parler, il se disait que le chanvre permettait de se concentrer et d'apprendre mieux. On entendait dire aussi que certains élèves y avaient recours lors des examens et concours. Il se racontait de folles rumeurs à son sujet. Il lui était prêté des vertus les plus extraordinaires. Personnellement, je n'y ai jamais cru, cela représentait à mes yeux une fable. C'était certainement une légende. Pas une seconde je n'ai accordé d'importance à ces rumeurs. De toute façon, pour quelqu'un comme moi issu d'une famille où l'éducation se fait sur la base de la religion et de valeurs qui n'accordent aucune place à ces pratiques de ce genre, il était totalement exclu de songer à ce produit prohibé, quelles que puissent être par ailleurs ses vertus. Ma mère même en mourrait. Je serais banni de la famille et rejeté par la communauté. Mon père est solidement ancré à la religion musulmane dont il s'emploie au respect scrupuleux des préceptes. Il a une aversion pour les produits enivrants dont l'utilisation est totalement interdite par l'islam. Pourquoi devrait-on en arriver là pour réussir ? Non, jamais je ne pourrais me permettre un tel sacrilège !

Pourtant, je me surprends en train de penser que si malgré tout, il peut aider un tant soit peu à la réussite, pourquoi pas ? Seule la victoire est belle, a-t-on l'habitude de dire. Les enjeux liés à la réussite sont trop importants. Énormément de choses y sont liées, mon avenir en dépend. Par conséquent, tout moyen qui m'aidera à réussir au bac est le bienvenu. De toute façon, l'usage du cannabis se fera dans la plus grande confidentialité. Je prendrai toutes les précautions pour que cela ne soit connu par personne. Après, une fois le bac en poche, j'arrêterai la consommation. Je n'en aurai plus besoin. C'est juste pour le bac.

Le lendemain, je suis allé retrouver mon ami Landing au sujet de la discussion sur l'usage du cannabis aux fins d'aider à réussir à l'examen.

« - Mon cher ami, très certainement tu plaisantais la dernière fois en parlant du chanvre indien comme un produit dopant pour aider à réussir le bac, il paraît que c'est vérifié. Oui, il semble qu'il soit très efficace, avais-je relancé vis-à-vis de mon ami.

- Qu'est-ce que tu en sais ? Ne me dis pas que tu en as déjà fait l'expérimentation ? Toi qui ne fumes même pas de la cigarette !

- Non pas encore ; mais j'avoue que je suis tenté. On ne sait jamais, peut-être que cela fera son effet. Mon ami, pour le bac, je suis prêt à tout, pourvu qu'il y ait la réussite au bout. »

Landing, se sentant rassuré, me fit la confidence que lui-même était un fumeur depuis quelque temps.

« J'avais peur de vous le révéler. C'est l'ami d'un collègue du garage, un étudiant, qui m'a fait découvrir le chanvre. Lui-même avoue qu'il lui avait été recommandé lors du passage du bac. Depuis, il en use sans aucun problème particulier dans ses études. Au fur et à mesure qu'on discutait, il avait fini par me convaincre », rembobine-t-il.

Telle a été mon histoire avec le chanvre. Au début, nous nous retrouvions le soir chez un de nos amis, qui occupait une chambre isolée par rapport au bâtiment central de sa maison. Porte et fenêtre bien fermées, autour d'un encensoir pour éviter que l'odeur du chanvre ne sorte, on se limitait juste à consommer deux ou trois joints, histoire de stimuler le cerveau, avant de se disperser. Ces moments furent un peu plus réguliers par la suite.

C'est ainsi que le jeune garçon, Laye Bouki, fut entraîné dans cet engrenage. Il échoua au bac et connut un moment de dépression. Tout le monde avait pensé au surmenage vu la manière dont il s'était tant investi pendant toute l'année scolaire et durant les périodes de révisions qui ont précédé l'examen. Tout le monde fut triste pour lui.

Sa pauvre mère, convaincue que ce qui arrivait à son fils n'avait rien de rationnel, s'en ouvrit à une de ses sœurs. Cette dernière lui conseilla de consulter un marabout pour des gris-gris et autres prières pour le soigner. Le vieil homme qui se faisait passer pour un marabout était en réalité un charlatan véreux. Il fera savoir que le jeune garçon était victime d'un mauvais sort du fait d'une personne qui lui voulait du mal. Il souligna néanmoins être en mesure de le guérir. Pour cela, il exigea des offrandes qui coûtaient cher et des honoraires assez onéreux. La mère de Laye Bouki dépensa toutes ses économies. Par deux fois, elle avait sollicité un prêt sur la tontine mise en place par le groupement des femmes commerçantes du marché dont elle était une des membres.

D'autres parents, qui avaient été informés de la situation, suggérèrent de recourir à un autre marabout plus réputé pour ce type de problématique. C'est ainsi que la mère de Laye Bouki, accompagnée de parents proches, fit le tour de plusieurs localités à l'intérieur du pays à la rencontre de marabouts et autres guérisseurs qui lui avaient été recommandés. Elle dut se résoudre à vendre ses bijoux qu'elle avait hérités de sa mère pour faire face à toutes ces dépenses. Pourtant, elle avait un rapport presque affectueux à ces bijoux. Plus que la valeur monétaire, c'était la valeur symbolique qui lui importait. Venant de sa propre mère, à qui elle était très attachée, ces objets représentaient à bien des égards pour elle un trésor inestimable. Elle ne les portait que rarement. Il fallait un grand événement festif dans la famille pour qu'elle daigne les sortir du coffret dans lequel ils étaient soigneusement gardés loin des yeux. Selon des commentaires qu'on avait pu entendre à des occasions où elle les avait portés, c'était de l'or d'une qualité rare qui valait une fortune. Pour rien au monde, elle ne se serait séparée de ce patrimoine.

La famille a traversé des moments difficiles marqués de privations de toutes sortes. Son mari, le père de Laye Bouki, n'avait comme activité qu'un petit atelier de couture qui n'a jamais fonctionné normalement. Sa clientèle était composée de rares personnes de son âge qui, la majeure partie du temps, sollicitaient ses services pour recoudre un boubou déchiré accidentellement ou pour retailler des habits trop amples au goût de la personne. Pour ces travaux, il ne recevait que quelques pièces de monnaie. La survenue brutale d'un épisode d'AVC lui fera perdre la motricité d'une partie de ses membres supérieurs. La dégradation continue de son état physique viendra sonner le glas de son activité professionnelle.

Les revenus que la mère de Laye tirait de son activité de vente de condiments au marché de Thiaroye permettaient de joindre difficilement les deux bouts. Voilà plus de vingt ans qu'elle tenait ce petit commerce qui se résumait à un étal de légumes. La marchandise lui était donnée journellement par un grossiste à qui elle versait la recette à la fin de la journée après avoir prélevé une petite marge de bénéfices. C'est ainsi que sa maman tenait la maison, payait le loyer et faisait face à toutes les dépenses de la scolarité de son fils.

La vieille bâtisse menaçant ruine qui leur servait de demeure avait été louée par ses parents lorsqu'ils étaient venus s'installer à Dakar. Le couple avait quitté leur Njongolor natal à la recherche d'une vie meilleure, il y a plus de vingt ans. Les deux chambres que la famille occupait leur coûtaient 25 000 FCFA de loyer mensuel. Une bonne somme qu'ils peinaient à payer régulièrement. Ils devaient au bailleur plusieurs arriérés de loyer. Pour les parents, la priorité était d'assurer la nourriture.

C'est dire donc qu'il s'agissait d'une famille en situation permanente de survie. C'est un euphémisme que de le dire, elle était en proie à des difficultés. C'est la mère de Laye Bouki qui supportait les dépenses. Consciente de ses charges, elle travaillait à la dure de manière acharnée. Elle n'avait ni jour férié, ni congé, elle se rendait quotidiennement au marché. Les seuls jours de l'année où elle n'y allait pas, c'étaient les fêtes de l'Aïd. Mais même noyée dans les difficultés, jamais elle n'avait songé une seconde à vendre ses bijoux. Il fallait bien qu'il s'agisse de son fils qu'elle chérissait tant pour qu'elle acceptât de consentir ce suprême sacrifice.

- Je compris alors l'amour qu'une mère peut avoir pour son fils. Tout cela fait que je culpabilisais davantage. Je me sentais coupable d'avoir été à l'origine de cette situation. J'étais mal dans ma peau. La sensation de bien-être que procurait le cannabis demeurait mon seul refuge. Pour me sentir bien, chasser les idées noires, ce sentiment de culpabilité qui m'assaillaient, je ne trouvais d'autre moyen de m'évader que l'herbe.

Laye aura cependant appris une chose de ces épreuves qui se sont amoncelées : c'est qu'il a été naïf en se laissant entraîner dans ce rêve qui s'est transformé en cauchemar à cause de la drogue.

Il y a, en effet, une floraison d'idées fausses qui circulent à propos de la drogue, en particulier le cannabis. Les vendeurs de mort entretiennent de manière machiavélique un mythe autour de ces produits prohibés. Certains leur attribuent des vertus et pouvoirs surnaturels. Il est assez fréquent d'entendre dire, notamment par des consommateurs, qu'elle aide à se sentir bien, qu'elle permet à l'esprit de bien travailler, à mieux réfléchir, ou à oublier quelques soucis de la vie : problèmes sentimentaux, problèmes de chômage, de stress, ou d'autres formes de souffrance. D'autres, y compris des soignants, lui prêteraient des vertus thérapeutiques. Ainsi, selon certains témoignages, ce serait un produit qui aurait des effets anesthésiants, qui aideraient à supporter la douleur. Bref, des thèses les unes plus incroyables que les autres sont servies. D'où l'émergence çà et là de mouvements de revendication qui militent pour la dépénalisation du cannabis.

Toutes ces thèses sont-elles vérifiées ? On ne saurait l'affirmer. Le moins que nous puissions dire de manière irréfutable est qu'en tant qu'observateurs et acteurs privilégiés, nous sommes confrontés au quotidien à une réalité moins heureuse sur le terrain. Comme nous l'avons vu avec les témoignages largement rapportés à longueur de pages dans cet ouvrage, la drogue crée en effet une dépendance chez le consommateur et fait qu'il ne peut plus vivre tranquillement s'il en manque. Ainsi, il devient violent et peut se livrer à toutes les formes de comportement délictuel pour combler son manque : actes de délinquance, escroquerie, vol, vandalisme, etc. Certains vont aussi jusqu'à intégrer des bandes de délinquants, de vendeurs et/ou de consommateurs de drogues qui peuvent l'aider à assurer sa dose journalière. Sans en être conscient, il s'expose ainsi à des sanctions pénales qui peuvent aller de simples amendes à des peines de prison.

De plus, l'usage de substances psychoactives prohibées détériore la santé de l'individu et l'expose à des comportements qui le mettent au ban de la société. Il peut être assimilé à un déficient mental dès lors qu'il perd sa capacité de résister au produit. Ainsi personne ne le respecte dans la société et il passe pour le premier suspect lorsque l'on recherche l'auteur d'un acte répréhensible. Il est souvent aussi objet de mépris dans son entourage : « Ce n'est qu'un drogué », entend-on souvent dire. Ce faisant, il perd sa dignité et apparait aux yeux de la société comme un moins que rien.

Or, il est établi que la consommation de la drogue ne résout aucun de ces problèmes parce que le plaisir qu'il procure est éphémère. Le consommateur se retrouve toujours dans sa situation initiale lorsque la drogue a fini son effet. Comme l'affirme Gilbert Sinoué : « La drogue est un faux refuge, une béquille de papier. Elle transforme la vie de ses victimes en un cauchemar sans fin ». En conclusion, la drogue ne présente que des inconvénients comme l'a bien résumé Gilbert Sinoué dans sa lettre. Elle détruit la vie de celui qui la consomme, lui fait perdre son argent, le rend malade et le prive de sa personnalité.

C'est pour ces raisons qu'à mon avis, on doit utiliser tous les moyens coercitifs pour faire reculer la consommation de la drogue dans notre pays, mais surtout mettre l'accent sur l'éducation des jeunes pour qu'ils comprennent que la drogue ne sert à rien et pour qu'ils se détournent complètement de sa tentation ou de sa consommation.

Dr Masseck Wade est l'homme que je considère comme mon « maître », qui m'a pris par la main et a guidé mes premiers pas dans la lutte contre les drogues. Je lui dois ma formation dans ce domaine si complexe qui nécessite une certaine compétence. Il a su nous encadrer, mes collègues et moi du Centre, et renforcer nos capacités techniques sans lesquelles il aurait été sans doute difficile, voire impossible, d'être les acteurs que nous sommes devenus. Avec la pédagogie qui le caractérisait, il avait le talent de faire comprendre les sujets complexes à travers une explication simple.

Pour aider à mieux comprendre le phénomène de l'usage de la drogue, il le résume autour d'une trilogie :

- L'usage des drogues peut être défini comme la rencontre d'un individu avec un produit psychoactif à un moment socioculturel particulier. Pour qu'il y ait usage, il faut trois éléments, sans quoi on ne peut parler d'usage ou de consommation de drogue, à savoir : un individu, une substance psychoactive et un moment favorisant la rencontre des deux premiers nommés.

Des dizaines d'années de travail sur le thème de la drogue et d'intervention sur le terrain au quotidien confortent cette thèse. L'expérience nous a surtout permis de comprendre que pour venir à bout de l'usage, il faut arriver à briser le lien pouvant exister entre ces trois éléments.

En effet, il s'agit surtout de rompre la relation entre l'individu et le produit. L'individu, à un moment, est tenté d'aller à la rencontre du produit et de le consommer. Il est donc impératif, d'une part, que le produit ne soit pas disponible et, d'autre part, d'éviter la survenue d'événement socioculturel qui inciterait ou favoriserait l'usage des produits prohibés. En fait, il s'agit de casser pour ainsi dire la trilogie. Mais chacun sait qu'il est illusoire d'empêcher la disponibilité des produits psychoactifs. « Tous les moyens du monde ne suffiraient pas à cela », disait Dr Masseck Wade.

Selon lui, malgré les ressources colossales déployées en matière de moyens humains, financiers et logistiques, notamment par les Services de répression aussi bien au niveau national qu'international, les drogues continuent de circuler dans le monde.

- Les filières n'ont jamais été aussi nombreuses, les drogues de synthèse se développent dans tous les continents, les laboratoires de fabrique de drogues de synthèse font preuve d'ingéniosité et mettent régulièrement sur le marché de nouveaux produits, les trafiquants, avec chaque jour de nouvelles techniques de dissimulation, semblent être en avance sur les forces de sécurité. Un nouveau produit voit le jour à Sydney, il arrive à Lagos avant la fin de la journée ou au plus tard le lendemain. À l'image des individus, les drogues circulent d'un pays à un autre, d'un continent à l'autre et à l'intérieur d'un même pays, voire dans la même localité.

Aussi, il est quasiment impossible d'interdire les moments socioculturels qui concourent à l'usage. Il s'agit d'occasions qui font partie de la vie sociale. Chacun en fonction de sa tradition et de son histoire peut être amené à organiser des événements ordinaires pour la célébration, d'ordre social, religieux ou autre. Fête, rencontres entre amis, sortie en boîte, baptême, funérailles peuvent ainsi constituer des moments socioculturels qui sont des occasions de beuverie, de partage de joins, etc. Ce qui fait qu'il relève de l'utopie de croire qu'il sera possible de parvenir à juguler le phénomène de la drogue en agissant sur ces deux éléments, sur lesquels il ne serait jamais possible d'avoir la maîtrise.

La toxicomanie, ou dépendance à la drogue, est un fléau qui prend de plus en plus d'ampleur chez les jeunes. Les femmes sont aussi dans cette dépendance. Alcool, chanvre indien, cocaïne, ecstasy, la consommation anormale ou excessive de tous ces produits constitue une drogue et la dépendance une maladie. Dès lors, le seul élément étant à notre portée et sur lequel nous pouvons agir reste à n'en pas douter l'individu.

Il s'agit de privilégier la prévention, en particulier la prévention primaire pour éviter l'entrée dans la consommation. Un travail dont la finalité consiste à œuvrer pour que l'individu ne rencontre pas le produit ou si jamais il est en contact avec les substances psychoactives, qu'il ne sente pas le besoin d'y recourir. Pour arriver aux meilleurs résultats, la démarche devra cibler prioritairement les jeunes. Cela passe inévitablement par l'éducation. En effet, l'éducation demeure le passage obligé pour une bonne socialisation afin de bien préparer les jeunes à pouvoir faire face à la vie.

Au Centre, nous avons très tôt compris ces enjeux. Nous avons alors fait le pari d'agir sur l'individu. N'étant pas en mesure de faire en sorte que le produit ne soit pas disponible et n'ayant pas suffisamment de moyens pour empêcher les moments socioculturels, il ne nous restait qu'à concentrer les énergies et les moyens sur la troisième variable, à savoir : l'individu.

On a toujours appris que la meilleure manière d'aider son enfant à faire face à la vie, ce n'est guère de lui en ôter les obstacles, ce qui est difficile à réaliser, mais plutôt de le préparer à pouvoir les surmonter, car de toute façon, ils ne manqueront pas de se dresser sur son chemin.

Nous nous étions approprié cet enseignement plein de sagesse. Notre hypothèse était qu'en agissant sur l'individu, on pourrait impacter en même temps les autres variables. Le défi consistait à préparer l'individu, sur bien des plans, à être apte à faire face au piège de la drogue.

Ce travail prenait plusieurs aspects. Nos interventions dans les quartiers et les villages œuvraient à sédimenter dans la conscience des populations qu'il était bien possible de vivre sans drogue. Pour mener sa vie, réaliser ses projets, il n'est pas nécessaire de recourir aux drogues. Ces dernières, contrairement à de fausses croyances largement répandues, n'étaient pas un apport positif dans notre vie. Au contraire, l'usage des drogues s'est révélé dans bien des cas comme un facteur destructeur. La drogue est à l'origine de nombre de souffrances et de vies brisées. Plusieurs années à accompagner des usagers de drogues nous ont permis d'être des témoins oculaires d'histoires aussi dramatiques que bouleversantes de la part de personnes prises dans les pièges de la drogue.

Dans nos pays pauvres, la consommation et le trafic ont un visage communautaire, il va sans dire qu'il demeure impératif d'adapter les solutions en fonction de cette donne. Il faut organiser la riposte à partir des quartiers et des villages, avec la mobilisation de tous les acteurs, Organisations Communautaires de Base (OCB), relais communautaires, Bajenou gox, religieux, notable, parents, etc. Des stratégies novatrices pourraient être conçues et élaborées en conformité parfaite avec les exigences des politiques actuelles.

Les activités communautaires constituent des solutions parmi d'autres. Bien exécutées, les VAD (visites à domicile) peuvent être des occasions privilégiées de dialogue direct avec les familles dans les quartiers pour engager une discussion sur leurs craintes, leurs croyances, autour des risques de ce fléau et permettre une sensibilisation et un accompagnement de proximité.

DEUXIÈME PARTIE :

Lutte contre les drogues : un engagement social

Chapitre I

Le Centre Jacques Chirac: un instrument de prévention des drogues au service des communautés

1.1. Processus fondateur du Centre de Lutte contre les Drogues de Thiaroye

En 1995, la Mission française de coopération de Dakar a pris contact avec le collectif PENC à travers sa branche locale qui regroupait des associations majoritairement issues de la banlieue. Ce contact avait été rendu possible grâce à Enda Tiers-Monde. Elle avait l'intention de financer, au profit de l'État sénégalais, la construction d'une structure de lutte contre les drogues, et avait souhaité la participation des associations de quartier.

À l'époque, le projet était porté par un certain Jean Cassier, capitaine de police au Service de la coopération technique internationale de police (SCTIP). Avant son départ du Sénégal, il occupait le poste de conseiller directeur de la PJ d'alors, en 1993. Il résume ici les différentes péripéties qui ont été à la base de la création du Centre Jacques Chirac.

« À mon arrivée à Dakar, envoyé comme conseiller PJ, et spécialiste de lutte antistupéfiants, je me suis retrouvé avec un budget colossal normalement prévu pour faire de la répression, puisque venant de Paris, précisément de DGLDT (organisme français de lutte contre les stups). L'ancien délégué Jean-Claude Fort et moi-même présentions rapidement un projet permettant l'implantation d'un bâtiment servant de Centre de prévention dans les quartiers défavorisés. Le site de Thiaroye fut choisi pour des raisons géographiques, politiques et financières. Géographique, car

Thiaroye est sis dans la grande banlieue comprenant aussi bien Pikine et Guédiawaye, soit environ 2 millions d'habitants. Politique, car la majorité de cette population est jeune, en contact permanent avec la drogue et ses problèmes. Financière, car au vu de l'enveloppe financière dont nous disposions en ce moment, il a été d'une importance considérable que le ministère de l'Intérieur offre le terrain de 2500 mètres où le Centre est implanté. »13

Les termes de la convention de partenariat dans le cadre de ce projet prévoyaient donc que la partie française se chargeait du financement du projet par la mise à disposition d'une enveloppe de 45 millions de francs CFA gérée par Enda Tiers-Monde. Ce dernier devait assurer la supervision du chantier. Le ministère de l'Intérieur représentant l'État du Sénégal offrait le terrain sur lequel devait être bâti l'édifice.

À son arrivée pour occuper le poste de cheffe des services techniques de la coopération française au Sénégal, Mme Avon s'était renseignée sur la situation du pays et particulièrement de la banlieue. Les informations qu'elle avait reçues n'étaient guère rassurantes. Il semblait que des personnes avec qui elle s'était entretenue sur le sujet lui avaient demandé d'être particulièrement prudente. Étant à la recherche d'éléments objectifs d'appréciation et de jugement permettant de confirmer ou d'infirmer les informations reçues de part et d'autre, elle s'en était ouverte à une de ses amies françaises expatriées au Sénégal, au cours d'une de leurs rencontres. Cette dernière, nommée Huguette Lassort, s'était également informée à notre sujet. Elle tenait à savoir si nous étions dignes de confiance pour une collaboration dans le cadre de la mise en place d'un projet : la création d'une structure communautaire dédiée à la lutte contre les drogues. Mais elle tenait surtout à être

[13] Entretien dans le journal de la police, *La main courante* n° 16, 2002

rassurée sur notre degré d'engagement et notre capacité à mener un tel projet.

Son amie, qui se trouvait être par ailleurs un de nos mentors, avait été très rassurante en lui disant que certes, les banlieues comme partout dans le monde sont des zones difficiles.

- Il y a sûrement des fantasmes et des vues de l'esprit dans la manière dont on parle de Thiaroye et de Pikine. Il n'est pas plus dangereux de se promener à Montreuil que dans ces quartiers ci-devant évoqués, lui avait signifié Huguette.

À la suite de leur entretien, Huguette nous avait contactés en toute discrétion et nous avait rendu compte de la discussion avec Mme Avon. Cependant, elle n'avait pas manqué de nous encourager à tout faire pour ne pas trahir la confiance de la dame.

- Je vous suggère de trouver une occasion d'inviter Madame Avon à visiter un de vos quartiers pour lui faire découvrir la résilience des populations.

C'est ainsi qu'un jour, à la fin d'une rencontre tenue dans le cadre du suivi des activités de mise en place du Centre, nous lui avions parlé de la vie dans nos quartiers et lui avions proposé de visiter le Centre féminin de couture de AJW. Après une brève hésitation, elle avait accepté la proposition. Cette visite fut pour elle l'occasion de se promener à pied dans quelques ruelles du quartier.

Les nombreux enfants croisés dans les rues venaient à sa rencontre innocemment et spontanément pour la saluer avec un « bonjour monsieur toubab ». Visiblement très amusée, elle leur tendait la main avec le sourire. La visite des locaux abritant le Centre féminin de couture fut l'occasion d'un dialogue direct avec les pensionnaires et les responsables de cette structure de formation.

Ces rencontres avec Mme Avon nous ont permis d'être suffisamment informés sur les contours du projet. Ainsi, après un temps de réflexion et à la suite de moult discussions avec la coopé et Enda, nous avions donné notre accord en exigeant d'être associés à toutes les étapes du processus de mise en place.

Prévu à l'origine comme simple lieu d'information pour prévenir l'usage des drogues, nous autres associations de quartier, qui faisions déjà du travail de prévention auprès des populations, avions jugé le projet insuffisant. Les associations voulaient plus qu'une simple salle de conférence. Il fallait, selon elles, proposer également des actions sportives, culturelles et artisanales afin d'amener les jeunes à fréquenter le Centre. Dans cette perspective, nous avions suggéré aussi que les activités soient articulées avec les actions de terrain dans les quartiers. Enfin, le collectif des associations exigeait de participer à sa gestion une fois la construction du bâtiment terminé.

L'architecte concepteur du plan initial du bâtiment s'est montré favorable pour prendre en compte certaines de nos suggestions et observations formulées. En contrepartie, les associations des quartiers environnants du Centre s'étaient engagées à fournir la main-d'œuvre à travers des jeunes qui travailleraient bénévolement, notamment dans le remblayage et le nettoyage du site.

Ne voulant pas s'arrêter en bon chemin sur notre forme de participation, notre collectif d'associations partenaires du projet s'était réuni à l'effet de déterminer sa contribution au projet. Cela était important pour nous, d'autant plus qu'en tant que partie prenante au projet, il nous fallait faire preuve de plus d'engagement. Ainsi, de concert avec l'entreprise chargée de la construction de l'infrastructure, des groupes de jeunes des quartiers environnants de l'emplacement choisi pour édifier les bâtiments du futur Centre avaient été sélectionnés en fonction des différents corps de métiers pour servir de main-d'œuvre. Le fait de faire participer ainsi les populations aux travaux était de notre point de vue une stratégie permettant de garantir leur appropriation du projet.

Les jeunes firent preuve de motivation et de dévouement. Ils exécutèrent les différentes tâches qui leur avaient été confiées avec sérieux et rigueur. Certainement flatté par cette forme d'engagement bénévole, l'entrepreneur prit la décision de consentir une rémunération journalière pour chaque jeune. Certains parmi eux se sont même découvert des vocations dans la maçonnerie et ont continué la collaboration avec l'entreprise bien après la fin du chantier, et ont pu ainsi se perfectionner dans les métiers du BTP. On apprit bien plus tard qu'une partie des jeunes avaient fini par être embauchés par l'entreprise et étaient devenus des salariés.

En outre, une grande campagne d'information et de sensibilisation effectuée dans les quartiers avait permis de mobiliser plus d'une centaine de jeunes volontaires issus essentiellement des quartiers environnants du site. L'objectif de cette approche était de créer et de promouvoir un sentiment d'appropriation chez les populations bénéficiaires potentielles de l'action du futur Centre.

Des réunions de chantier se tenaient toutes les deux semaines pour faire des évaluations partielles. La phase de réalisation s'est déroulée dans cet élan de générosité communautaire, avant que le chef de mission ne décide de donner une subvention supplémentaire, en vue de récompenser les jeunes pour le reste des travaux. Ce geste avait renforcé la motivation et l'engagement des acteurs.

Aujourd'hui, le Centre est perçu comme une illustration parfaite de ce que savent et peuvent faire les jeunes regroupés en association quand ils ont l'occasion de s'exprimer.

Actuellement, outre la salle qui accueille l'exposition permanente sur les méfaits des drogues, des sessions de formation et d'information ainsi que des activités manuelles, le Centre comporte un terrain de basket, une aire pour les sports de combat et un théâtre de plein air. Le centre ne désemplissait pas et fonctionnait au quotidien grâce à plus d'une centaine d'associations qui s'y investissaient.

Le 23 février 1995, le Centre a été enfin inauguré par le ministre de l'Intérieur et Mme la Cheffe de la mission française et de la coopération en présence de nombreuses personnalités et autorités nationales et internationales. Grâce au travail réalisé par ses équipes, la structure montra immédiatement que l'option préconisée consistant à privilégier l'approche associative était la bonne, à tel point qu'en juillet 1995, elle eut l'honneur de recevoir tout un après-midi les Présidents Chirac et Diouf, ainsi que le ministre de la Coopération Jacques Godfrain.

Après deux ans de fonctionnement, en 1997, la nécessité d'améliorer le cadre juridique du Centre par le passage du statut d'association à celui d'ONG s'était fait sentir. Car, malgré un rayonnement considérable, beaucoup d'écueils subsistaient et empêchaient la structure de s'autoprendre en charge et relever les défis de sa mission. Ainsi, après la reconnaissance du Centre comme association d'utilité publique, il s'est mué en ONG dans la perspective, d'une part, de renforcer sa capacité institutionnelle, et d'autre part, de pouvoir prétendre à des financements importants, afin d'élargir ses activités et d'appuyer financièrement les actions dans les quartiers.

Depuis, il reçoit régulièrement des personnalités et des délégations étrangères qui veulent voir et comprendre la clé de cette réussite de l'expérience. « L'équipe du Centre Jacques Chirac de Thiaroye a ainsi démontré que la jeunesse sénégalaise est une jeunesse sérieuse, responsable, civique et studieuse, pour peu qu'elle ait un projet avec des perspectives d'avenir », disait le ministre de l'Intérieur lors de l'inauguration.

1.2. Faire de la lutte contre les drogues l'affaire de tous

Actions et interventions autour de la co-implication comme approche de mobilisation communautaire dans la prévention de l'usage des drogues

Dès 1995, alors que l'essentiel des efforts dans le pays en matière de lutte contre la consommation abusive des drogues portait sur la répression et des actions ponctuelles de prévention, le Centre Jacques Chirac soulignait déjà la nécessité de ne plus intervenir ponctuellement, mais de mettre en place des stratégies d'intervention permanentes, durables et diversifiées.

Dorénavant, le Centre proposait d'aller au-delà du simple rappel d'un interdit transgressé pour s'appuyer sur des interventions favorisant le développement des phénomènes de régulation sociale et d'autocontrôle. Ainsi, au fil du temps au Centre Jacques Chirac, la conception de l'éducation antidrogue s'était élargie et visait aussi à empêcher le développement de conduites considérées comme porteuses de risques. Pour ce faire, il fallait dans un premier temps apporter des innovations dans l'intervention en matière de prévention de l'usage abusif des drogues, mais aussi imaginer des approches pouvant favoriser chez les populations une prise de conscience individuelle et collective pour un changement de comportement.

Les quatre modes d'intervention, à savoir, l'information et la sensibilisation, l'offre d'alternatives, la prise en charge, et la formation et la recherche, correspondaient de notre appréciation à des gaps à combler. De ce fait, il a fallu aller au-delà de la traditionnelle semaine d'information et mettre en place des actions globales, plus durables et plus intégrantes.

Pour avoir plus d'impact et de résultats et pouvoir proposer des modes d'intervention plus adaptés à la réalité des contextes, nous avions donc retenu dès le départ d'aller au-delà de l'information et la sensibilisation, qui sont transversales dans tout programme de prévention. Il nous a fallu y adjoindre l'offre d'alternatives, la prise en charge globale, la formation et la recherche, qui à l'époque étaient aussi des besoins spécifiques à satisfaire pour une approche adaptée de prévention au Sénégal.

Les programmes d'information et de sensibilisation jouent un rôle stratégique dans les actions du centre Jacques Chirac (CSID/JC) et constituent un moyen important que la structure utilise pour prévenir l'abus des drogues. Bien qu'ils soient transversaux, ils sont surtout destinés à ceux qui ne se droguent pas ou qui ont une première expérience des drogues. Ils diffusent des informations exactes et objectives concernant tous les types de drogues et leurs méfaits sur les usagers et sur la société. Les instruments utilisés par le Centre dans le cadre des campagnes d'information et de sensibilisation (les prospectus, les affiches, les brochures, le journal, les séminaires et conférences) sont destinés à la jeunesse, aux parents, aux responsables d'association et d'ONG, aux décideurs, aux enseignants et au public en général.

Pour ceux qui ont commencé à consommer les drogues, un accompagnement psychosocial et un traitement médical (en cas de besoin) sont proposés. Des éducateurs au dévouement acharné étaient également à la disposition des parents en particulier et des populations dans les quartiers pour les aider à comprendre la nature des problèmes liés à l'usage des drogues et à chercher les meilleurs moyens de résoudre les situations dans leur contexte. Ainsi, le volet de la Prévention à travers les « activités IEC/CCC » constituait l'un des piliers les plus importants des stratégies d'intervention du centre.

Entre autres objectifs, ces activités d'IEC/CCC visaient à promouvoir un changement de comportement positif vis-à-vis de l'usage des drogues. Elles sont mises en œuvre aussi bien à l'intérieur du Centre, à travers un programme d'animation, que dans les quartiers en collaboration avec les OCB (organisations communautaires de base) et les populations locales. La mise en œuvre du volet IEC/CCC était articulée autour des principaux axes suivants : l'information des populations, à travers des canaux de communication, des messages et l'utilisation de supports d'IEC appropriés ; le développement d'une mobilisation communautaire forte ; et la conscientisation des communautés sur l'importance de la prévention et de l'accompagnement psychosocial contre les drogues.

Le second volet, concernant **la prévention par l'offre d'activités d'occupation saine ou offre d'alternatives**, consiste à la mise en place à l'intérieur du Centre d'une kyrielle d'activités de loisir par la culture et le sport au bénéfice des jeunes des quartiers environnants pour les occuper et leur éviter l'oisiveté et la fréquentation de lieux à risques pouvant favoriser l'influence à l'usage des drogues.

Les programmes d'offre d'alternatives participent dans cette approche comme un paquet d'activités socio-éducatives d'occupation saine et constituent des moments d'éducation préventive permettant d'apprendre aux jeunes à adopter un comportement sain (qui par conséquent exclut l'usage de la drogue) et à leur inculquer le sens des responsabilités.

Notre expérience nous permet de penser qu'il est de l'intérêt des populations en général, des jeunes en particulier, que les loisirs et le sport soient utilisés de manière constructive. Ces activités aident les jeunes et tous ceux qui fréquentent ces espaces de loisirs à s'occuper et cultivent chez eux des valeurs cardinales. Avec des contacts plus poussés entre pairs et sous la conduite des animateurs sportifs et culturels formés à l'écoute et à l'information sur les méfaits liés à l'usage des drogues, les jeunes qui fréquentent le Centre et qui participent à ces activités en tirent beaucoup de bénéfices.

Aussi, il est établi que les activités de loisirs exercent une influence positive en ce sens qu'elles peuvent aider les jeunes à s'occuper sainement et à s'adapter à la société pour développer leurs aptitudes, leurs talents et leur sens des responsabilités. Ceci leur donne la capacité de faire face aux tensions sociales et familiales sans y céder.

Pour obtenir les résultats escomptés à travers ces activités alternatives, les jeunes sont impliqués de la conception à la mise en œuvre. Leur participation aux différentes activités alternatives était d'autant plus importante que Pikine et ses banlieues constituent une zone où le chômage et la déperdition scolaire des jeunes sont très élevés. Ce phénomène favorise la constitution de groupes vulnérables qui vivent dans l'isolement et risquent tout particulièrement d'utiliser négativement leur temps libre s'ils ne sont pas encadrés et occupés sainement.

Dès lors, l'objectif de ce programme éducatif était d'accompagner et d'encadrer ces jeunes par ces activités en développant chez eux un savoir-être et un savoir-faire. Au-delà de l'occupation par la culture et par le sport, nous travaillions à façonner chez les jeunes une citoyenneté responsable, à contribuer aussi à en faire des hommes et des femmes en mesure d'assumer et de s'assumer. Pour cause, l'accent était surtout mis sur les effets destructeurs de l'usage abusif des drogues et sur la nécessité d'encourager le succès sur les plans de l'éducation, de la santé et du bien-être personnel.

« Notre stage nous a donné l'opportunité de découvrir l'ampleur de la problématique de la toxicomanie et du Sida au Sénégal. La façon dont on gère socialement le problème et l'originalité de la méthode utilisée par le Centre Jacques Chirac pour remplir sa mission de prévention et de sensibilisation, par les activités sportives et culturelles, nous ont particulièrement impressionnées. Conscientes des enjeux socio-économiques que renferme la problématique de la toxicomanie, tant pour les sociétés du Nord que du Sud, nous sommes heureuses de constater que des acteurs sociaux mettent en place des réponses adaptées au contexte. Nous croyons que l'idée d'occuper les jeunes par des activités sportives et culturelles pourrait être exportée dans certains contextes comme au Québec, car l'oisiveté est la mère de ce type de vice », témoignaient Natacha et Ariane.[14]

Grâce donc à tous ces efforts, un public nombreux a pu être touché. Cette stratégie a été un moyen d'investir les quartiers défavorisés, les écoles, pour atteindre de nombreux habitants et élèves qui connaissent aujourd'hui les dangers associés à l'abus des drogues.

Ainsi, les activités développées à l'intérieur du centre et les interventions au sein de la communauté ont fait prendre conscience aux populations de leur rôle dans la lutte contre l'usage abusif des drogues. Nous avons alors pu faire accepter que la lutte contre les drogues ne soit pas une exclusivité et que pour y réussir, il est plus que nécessaire d'impliquer toute la communauté dans une approche participative et inclusive.

---

[14] Rapport de stage de deux étudiantes canadiennes en psycho-éducation (formation qui s'apparente à l'assistance sociale), accueillies en stage au Centre Jacques Chirac en juillet 2022 dans le cadre du projet « Québec sans frontières ».

Comme le soulignait avec force Dr Masseck Wade[15], qui à chaque occasion ne manquait pas d'attirer notre attention sur l'importance d'une démarche plus inclusive : « Chaque groupe, chaque organisation et chaque individu ont un rôle à jouer dans les activités de prévention, d'éducation et d'information après un temps d'accompagnement et de renforcement des capacités. C'est ensemble que les efforts des spécialistes, des professionnels, des bénévoles, des populations, des privés comme ceux des structures étatiques pourront contribuer à libérer la société sénégalaise du fléau de la drogue pour en faire une société saine sans abus de drogues ».

Les actions de rue : les enfants d'âge scolaire et les jeunes enfants en général ne sont pas suffisamment informés des risques liés à la consommation des drogues. Ainsi, dans le cadre de la prévention primaire et dans un souci d'anticipation, il nous a semblé nécessaire d'agir en amont.

En outre, même si l'expérience de terrain a démontré l'efficacité d'un bon accompagnement combiné à la volonté de la personne concernée pour sortir de la toxicomanie, il n'en demeure pas moins que ce parcours pouvait aussi être difficile et périlleux, avec notamment des possibilités de rechute, voire d'échec. D'où la pertinence d'intervenir en amont, c'est-à-dire de faire tout ce qui est possible afin d'éviter l'expérience de consommation pouvant entraîner une addiction aux produits illicites.

Pour ce faire, les enfants et les jeunes apparaissaient comme une cible prioritaire. Vu l'insouciance qui la caractérise, de l'avis de nombreux observateurs, cette période de la vie constitue une phase de vulnérabilité qui en fait une proie facile face aux trafiquants et surtout face aux

[15] Médecin psychiatre et spécialiste en Prévention et Prise en charge des drogues.

tentations de consommation de produits psychoactifs. En effet, « l'adolescence est la période où le jeune se cherche et peut être tenté d'expérimenter des comportements plus ou moins à risques. Parmi eux, la consommation de substances psychoactives ».

C'est pourquoi le Centre avait élaboré et mis en œuvre une stratégie en direction des jeunes et en particulier des enfants en rupture familiale vivant dans la rue. Ces derniers, en majorité, il faut le rappeler, s'adonnent au guinz. Il s'agit d'une pratique particulièrement dangereuse en raison des risques liés à la santé. Cela consiste à la consommation de diluant cellulosique par inhalation, ce qui a des effets fortement enivrants, car agissant directement sur le système nerveux central.

En 1998, le Centre a joué un rôle important dans la création d'un réseau d'intervenants associatifs et d'éducateurs qui travaillent dans ce domaine. L'objectif était de mutualiser des approches pédagogiques, de planifier et d'exécuter des actions collectives coordonnées au niveau des différents sites de fréquentation de ces enfants. Ainsi, des équipes, dont des éducateurs du Centre, investissaient le terrain pour aller à leur rencontre, à l'effet de dérouler un programme d'activités pédagogiques et d'animation à leur endroit.

Cette démarche de prévention globale, qui visait à défendre et préserver cette cible des dangers liés à leurs conditions de vie déplorables, accordait une large place à la dimension préventive contre l'usage de produits psychoactifs. Toutes les activités socio-éducatives étaient des prétextes pour aborder le sujet de la drogue avec un vocabulaire adapté à l'état d'esprit des enfants. Outre les supports de communication comme les boîtes à images, il était fait recours au théâtre pour faire passer les messages et faire prendre conscience des dangers liés à la consommation de drogue.

Les interventions se faisaient à travers des activités d'animation telles que les techniques de cartonnage, la céramique, des jeux divers et le théâtre. Le théâtre était l'activité la mieux adaptée. Dans les sketchs où les enfants eux-mêmes étaient acteurs, nous notions une plus grande attention aux messages et discours de prévention de leur part.

Aussi, des « camps d'écoute » étaient organisés au profit de ces enfants. Ces regroupements d'une semaine en mode résidentiel étaient l'occasion pour les équipes d'éducateurs de mieux connaître l'enfant et d'avoir une approche plus individualisée qui tienne compte de sa personnalité propre. Bien évidemment, la finalité de cette action était une réinsertion familiale. En effet, l'action visait à recréer des conditions favorables à un retour de l'enfant en famille.

Par ailleurs, pour une meilleure connaissance et une meilleure prévention de l'usage des drogues, les écoles n'étaient pas en reste. Un programme d'animation en milieu scolaire était conçu et déroulé en partenariat avec les autorités académiques. Il consistait à la mise en œuvre d'un paquet d'activités IEC en milieu scolaire. Ce programme ciblait particulièrement les élèves dans les écoles formelles. Cette stratégie, dénommée « Animations scolaires », qui se déroulait principalement dans les Collèges d'Enseignement Moyen (CEM) et dans quelques rares écoles élémentaires, était bien appréciée par la cible. En effet, c'est une activité qui allie l'utile à l'agréable.

Les élèves s'appropriaient bien les messages délivrés par nos équipes d'animateurs et/ou des enseignants formés par le Centre. Il faut dire que le format de l'activité avec l'animation attirait beaucoup les élèves. À la fin de chaque séance, un débat était instauré pour discuter des différents thèmes et des principales recommandations délivrées. Cette intervention a permis d'obtenir des résultats intéressants dans les localités d'intervention, car ayant suscité un niveau d'information moyen des élèves. Les retours que nous avions faisaient état d'une appréciation positive de ce travail de sensibilisation, à la fois par les directeurs d'école et les associations de parents d'élèves.

Le souci de pérenniser la prévention de l'usage des drogues fut aussi à l'origine de la mise en place, dans différentes régions du pays, de ce qu'on appelait des **Cellules Régionales de Lutte contre les Drogues**.

L'idée était qu'il fallait, après un temps d'accompagnement et de renforcement des capacités à l'endroit des organisations communautaires de base et des structures institutionnelles, notamment certains services techniques tels les Centres départementaux d'éducation populaire et sportive (CDESP), les amener à s'impliquer de manière plus active en initiant des activités et des projets de prévention contre l'usage des drogues au niveau de leurs localités.

Pour nous, à défaut de doter chaque région du pays d'un Centre de lutte contre les drogues comme celui de Thiaroye, ce qui était l'idéal, c'était de travailler à l'émergence de nouveaux acteurs locaux, car il s'agissait aussi de rendre permanente la lutte contre les drogues à travers tout le pays dans une approche de prévention de proximité qui est plus en mesure de prendre en compte la réalité des contextes d'intervention. En effet, la prise en compte du contexte d'intervention et l'appropriation des bénéficiaires donnent plus de chances d'adapter les interventions et d'atteindre les résultats escomptés. C'est dans cette approche que des cellules de lutte contre les drogues ont été créées dans les régions de Casamance, Saint-Louis, Kaolack, Louga, Diourbel.

Le troisième axe d'intervention du Centre était **le renforcement des capacités des acteurs**. La formation des relais à travers les associations de quartier agissant pour le compte des populations et jouant un rôle vital dans la pérennisation de la politique de lutte contre l'abus des drogues était primordiale d'autant qu'elle constituait l'une des conditions de pérennisation de la lutte contre les drogues. Nous collaborions avec un nombre important de structures associatives sur toute l'étendue du territoire national. Pour l'essentiel, il s'agissait d'ASC, d'OCB et de GPF.

Des relais identifiés et formés au sein de ces associations étaient chargés de la mise en œuvre des activités de prévention et d'éducation de proximité afin de sensibiliser les populations sur les dangers liés à la consommation de drogue et susciter une prise de conscience sur tous les problèmes liés à l'abus des drogues au niveau des familles et de la collectivité.

Il s'agissait, à travers cette stratégie, de travailler à susciter un changement de comportement chez les bénéficiaires des activités.

Les associations, les ONG, les éducateurs et les parents qui sont les proches de ceux qui ont succombé ou risquent de succomber aux drogues sont ceux-là qui sont les mieux placés pour contribuer le plus à prévenir l'abus des drogues dans les quartiers et dans les familles. Chaque association représente un secteur particulier de la population et sait comment atteindre le plus efficacement ses propres membres et les membres de sa localité d'intervention. C'est ainsi que nous sommes parvenus à mettre en place un réseau associatif au niveau du pays, qui a contribué à la mobilisation communautaire autour des problématiques de la drogue.

Grâce à l'implication des populations, à l'engagement des associations et des organisations communautaires de base, des milieux plus divers participent aujourd'hui au Sénégal, de façon permanente, à des activités de prévention, que ce soit à l'école, dans les quartiers, les régions, sur les lieux de travail ou dans les prisons.

Cependant, à mesure que les groupes et les particuliers qui participaient aux activités de prévention se multiplient et se diversifient, s'était posée à leur niveau la nécessité d'une formation spécifique et adaptée sur l'usage des drogues et les problèmes qui y sont liés. Le Centre Jacques Chirac, pour accompagner cette dynamique et permettre à tous ces acteurs d'être plus efficaces dans leur travail d'information et de sensibilisation, développa un programme de renforcement des capacités à leur endroit.

La formation visait à leur donner les compétences pouvant leur permettre d'effectuer le travail de prévention, notamment planifier et organiser des activités de sensibilisation et d'information afin de toucher des milieux que le problème n'intéressait pas auparavant. Ces formations ont permis de créer un type d'acteur à la base et de favoriser une collaboration efficace entre les structures institutionnelles et les acteurs à la base au niveau local.

Les bénéficiaires de ces formations étaient sélectionnés sur la base de critères de disponibilité et d'engagement au service de la communauté. Car, une fois leurs capacités renforcées, les acteurs devaient s'employer dans les quartiers à résoudre les problèmes de l'abus des drogues et leur incidence dans tous les groupes d'âge. Les sujets qui étaient abordés, dans le cadre de ces sessions de formation, recouvrent l'ensemble des domaines nécessaires pour le travail de sensibilisation et d'information sur les drogues : communication, les différents types de drogues, l'organisation de séances de causerie, etc.

Le dernier axe et pas le moindre est la prise en charge des personnes déjà touchées par les drogues. Le Centre Jacques Chirac intervient auprès des usagers de drogues dont il vise l'abstinence, l'insertion sociale et le retour à une vie exempte de drogues, grâce à une unité de prise en charge dynamique. Ce mode d'intervention est conçu de manière à soutenir les personnes au cours des périodes critiques où la communication, le partage d'expériences, l'écoute et parfois le traitement médical peuvent aider à résoudre des problèmes personnels ou familiaux liés à l'usage des drogues.

La stratégie de prise en charge adoptée par le Centre s'articule autour des volets suivants : conseil, orientation, soutien psychologique, renforcement de la motivation, référence vers les structures de soins habilitées, accompagnement psychosocial et réinsertion sociale pour aboutir au changement souhaité. Le travail effectué tient compte à la fois de la personnalité de l'usager, de son environnement, de ses pratiques et de ses rapports sociaux. La démarche d'accompagnement des toxicomanes qui sollicitent le Centre pour ne plus toucher aux produits repose essentiellement sur leur motivation personnelle à changer.

C'est à partir de ce moment qu'est impulsée la dynamique devant conduire à la décision d'arrêter la consommation de substances psychoactives. L'expérience a montré que l'usager peut ne pas avoir pris sa décision durant les premiers contacts avec le Centre. Dès lors, il est mis dans des conditions d'accueil, d'imprégnation, de mise en confiance. C'est là que se déclenche alors le processus d'accompagnement.

Les éducateurs chargés du volet prise en charge prennent en compte dans leurs interventions l'environnement du toxicomane et les facteurs sociaux et culturels de son milieu de vie, notamment sa famille et son quartier. De même, les différents actes posés s'inscrivent dans le cadre d'une stratégie multidisciplinaire qui implique la participation d'acteurs divers.

- Au cours de l'accompagnement, soyez conscients que quels que puissent être votre volonté, votre engagement et votre compétence, vous ne parviendrez pas seuls à répondre à l'ensemble des problèmes auxquels l'usager est confronté. Certes, il est important de privilégier l'intervention des professionnels. Mais il est tout aussi fondamental de reconnaître l'apport des associations, des parents, du groupe des pairs et des relais associatifs comme des acteurs légitimes qui, formés, peuvent apporter un soutien efficace à ces personnes en difficulté, ne cessait de rappeler le Dr Masseck Wade.

Par conséquent, les interventions développées dans la prise en charge des usagers de drogues étaient plutôt caractérisées par une approche des problèmes qu'on peut considérer comme « globale » avec des interventions diversifiées. Ce qui avait pour corollaire la nécessité d'un partenariat avec les structures sanitaires et les familles, pour à la fois bénéficier des interventions médicales et favoriser le soutien affectif et la réinsertion sociale et professionnelle des usagers que nous accompagnions.

En effet, l'insertion de l'usager devenait une préoccupation centrale qui mobilisait toutes les attentions et les énergies dès l'entame du parcours d'accompagnement. Il s'agissait, pour y parvenir, de s'appuyer sur des leviers multiples et globaux. Car en de pareilles situations, l'expérience nous avait montré que les interventions trop spécifiques ne répondent pas à des problèmes nécessairement multidimensionnels.

- Les possibilités de réponse aux besoins des usagers sont démultipliées grâce à la différenciation des intervenants, mais aussi à l'établissement et au maintien de groupes parents/famille pour aider l'usager pendant le traitement et la post-cure. Sous ce rapport, l'implication des parents et les visites à domicile constituent des moments de convivialité recherchés par les éducateurs dans leur travail, où les relations se nouent entre les différents membres de la famille : les personnes s'entraident, rompent avec l'isolement, la honte, etc., soulignait Dr Masseck Wade.

Ainsi, dans sa stratégie d'intervention auprès des usagers de drogues, le Centre tient compte à la fois des conséquences de la consommation aussi bien sur le plan sanitaire et social, et partant, met en place des stratégies susceptibles de favoriser l'abstinence, le sevrage et prévenir les rechutes. Cependant, pour nous, il s'agit d'un accompagnement, il n'est donc pas question d'agir à la place de l'usager, mais plutôt de l'aider à retrouver son autonomie, sa voie, aussi bien dans sa vie privée que dans ses orientations professionnelles. Dès lors, sa volonté revêt aussi une importance capitale dans le processus de prise en charge.

La communauté, en particulier la famille, doit aussi participer activement dans ce processus de prise en charge dont l'objectif est de maintenir l'usager bien réinséré au sein de sa communauté. La réinsertion sociale passe par une implication totale de la famille dès le début du processus de prise en charge, mais aussi et surtout par la réhabilitation et une participation active de l'usager à la vie familiale et sociale. Cette participation implique une réinscription dans les lieux d'échanges et de production de liens sociaux.

Globalement, on peut considérer que le mode d'accompagnement développé par le CSID Jacques Chirac vise à préserver ou à renforcer les liens de sociabilité dont l'individu accompagné est en passe de se couper ou d'être coupé.

- Il s'agit de lutter contre l'isolement, la marginalisation, le rejet, contre le repli sur soi, contre la mésestime de soi, la *disqualification* de la personne à ses yeux et aux yeux d'autrui, la décriminalisation. Plus fondamentalement, il s'agit donc de miser sur la proximité de situation pour aider l'individu à devenir ou à redevenir acteur/sujet d'un vivre ensemble dans un réseau social de proximité. Il faut *rebrancher* l'usager aux réseaux relationnels et institutionnels disponibles dans son environnement, sa famille, son quartier…

Au-delà, ce qui fonde les pratiques d'accompagnement social du Centre, c'est la culture de la solidarité de proximité, un système d'entraide au sein duquel les échanges entre les personnes sont visibles, pragmatiques et valorisés en tant que tels comme créateurs de liens sociaux.

Cette forme d'accompagnement combine une approche collective et une approche individuelle.

- La vie sociale nécessite un apprentissage (surtout pour les usagers de drogues) ; et cet apprentissage suppose des lieux de confrontation collective d'expériences communes.

Faisant leur cet enseignement, nos intervenants de l'Unité de prise en charge ne considéraient plus les rapports sociaux comme une donnée naturelle, allant de soi, mais comme des relations susceptibles d'apprentissage. Si cette unité appuie son action sur une approche collective et accorde une grande attention au processus relationnel, c'est pour permettre aux personnes accueillies au Centre de s'inscrire et de se réinscrire dans des rapports sociaux. Toutefois, l'hétérogénéité des mécanismes et des facteurs de la toxicomanie (fragilité personnelle, familiale, professionnelle, sociale, etc.) nécessitent, pour plus d'efficacité, d'adapter les interventions et les moyens (outils) aux capacités des personnes en présence donc d'individualisation.

« Il n'y a pas de causes de la toxicomanie, mais un ensemble de facteurs de risques, et les parcours qui mènent à la toxicomanie, comme ceux qui mènent à la guérison et à l'insertion sociale sont diversifiés et dépendent autant de l'environnement économique, social et culturel des personnes que de leurs caractéristiques et capacités propres. L'individualisation est le cadre technique qui permet d'adapter les outils de prise en charge, de résoudre de manière ajustée les problèmes spécifiques qui se posent aux usagers. Elle correspond donc à une nécessité d'ajustement des interventions et du niveau d'engagement des personnes accompagnées en fonction de leurs possibilités. »[16]

Cette approche d'intervention axée sur les déterminants sociaux pour rendre plus efficaces les actions en matière de prise en charge a été à l'origine des innovations de l'Association pour la Promotion du Centre de Sensibilisation et d'Information sur les Drogues (APCSID) dans sa politique de prévention. À cet effet, dans l'approche participative et inclusive, bien des actions très diverses ont été mises en œuvre et des initiatives développées en matière de sensibilisation et d'information dans le domaine de la lutte contre l'usage des drogues et les problèmes associés pour faire en sorte que les jeunes ne touchent pas aux substances illicites et évitent d'altérer leur santé ou de nuire à la société.

Dès lors, on peut considérer que les stratégies de lutte contre l'abus des drogues développées par le Centre sont basées sur la promotion de la santé avec une conception

16 Dr Masseck Wade, Médecin Psychiatre aimé souvent faire référence à ce discours. Je n'ai jamais su où est ce qu'il avait tiré cette déclaration ni avoir eu l'occasion de vérifier son auteur. Toujours est-il que cela correspondait à la vision que nous avions au Centre d'une stratégie de lutte contre les drogues. Nous avions décidé de l'adopter

élargie de l'éducation antidrogue dans un processus de conscientisation et de « capacitation ».

Au cours de ce processus, les éducateurs, en collaboration avec les familles et les associations de quartier, ne se limitent pas uniquement à prodiguer aux populations des informations et des conseils sur les drogues. Ils s'attellent à aider les populations à adopter des attitudes positives, des valeurs, des comportements, des compétences et un mode de vie leur permettant de vivre sainement et de rester des citoyens responsables, n'éprouvant pas le besoin de consommer des drogues.

Progressivement, on a constaté dans les actions du CSID Jacques Chirac que l'idéal proposé quant à la lutte contre la consommation abusive des drogues apporte des innovations dans ce domaine. Ceci a débouché à parler davantage de prévention de proximité permanente, de promotion de la santé, d'éducation, pour modifier le comportement global des non-usagers, des usagers ou des personnes en situation de vulnérabilité et à formuler des suggestions par rapport à la structure des services offerts.

La conception classique de prévention copiée sur celle des maladies où le professionnel est le seul à tout savoir et à décider à la place des bénéficiaires qui passaient pour ne rien savoir semble inadaptée. La prévention de l'abus des drogues ne peut plus se résumer à la « prescription » de ce que l'on doit éviter. Elle intègre le sujet à son action ; autrement dit, les personnes concernées elles-mêmes deviennent actrices.

Dans cette approche communautaire que développe le Centre Jacques Chirac, la prévention prend des formes multiples dans lesquelles les préventions primaire, secondaire (la prise en charge des personnes déjà touchées par les drogues) et tertiaire (éviter les rechutes) s'entrecroisent et se complètent tout en prenant en compte les problèmes connexes liés à l'usage des drogues comme les infections, la stigmatisation, le rejet, la marginalisation, etc.

La présence dans les quartiers et l'écoute des demandes diverses, par les acteurs formés, paraissent indispensables, car c'est à partir de l'expression de ces demandes qu'ils peuvent intervenir en impulsant la mobilisation des populations.

Le CSID/JC, dans son approche, a toujours plaidé pour une politique de lutte contre les drogues plus inclusive pour stimuler la participation des populations après un temps d'accompagnement. L'objectif de cette démarche est de promouvoir la responsabilité individuelle et collective face à la consommation abusive des drogues dans les familles et dans les quartiers.

Le Centre s'est évertué, depuis son inauguration, à créer une atmosphère qui favorise le développement et la mise en place d'un système de prévention de proximité où la participation de la population est mise en avant et le changement de comportement pris en compte. Toutefois, certains usagers de drogues sont confrontés à des complications sanitaires, d'où l'orientation vers des sites de soins où ils sont traités avant de revenir au Centre.

Durant leur hospitalisation, ou au cours de leurs périodes de rendez-vous, les éducateurs du Centre continuent de leur rendre visite et tiennent régulièrement, avec les structures de traitement, des séances de travail. Pour mieux renforcer cette synergie, un partenariat avait été formalisé avec certains hôpitaux tels que Fann et Thiaroye.

Chapitre II

Figures marquantes de la lutte contre les drogues au Sénégal

La lutte contre les drogues au Sénégal a été longtemps considérée comme une affaire d'experts. Les médecins psychiatres, les forces de répression et les magistrats ont été pendant très longtemps les seuls acteurs à qui on conférait la légitimité de parler de la drogue. Il aura fallu attendre les années 90 pour que des organisations se réclamant de la société civile s'intéressent à cette question.

En effet, Jamra, à travers son défunt leader charismatique feu Latyf Guèye, et ASLUD, une association de la banlieue pikinoise, tentèrent de représenter la communauté dans l'engagement de la lutte contre les drogues. Cependant, il est à relever que leurs activités se résumaient à dénoncer un laxisme supposé des forces de répression vis-à-vis des dealers.

De l'avis de nombreux experts, cette approche, qu'on peut qualifier d'exclusionniste, cet entre-soi, a été un facteur limitant des efforts qui avaient été déployés. En effet, « pour pouvoir apporter des réponses appropriées à une situation compliquée, il requiert parfois de sortir du cadre », nous avait suggéré l'animateur lors d'un atelier de développement personnel et de leadership transformationnel.

Ce postulat de base s'exprime chez des personnages remarquables que j'ai eu le privilège d'avoir croisés dans mon parcours d'engagement dans la lutte contre les drogues sous la forme d'une conception suggérant que la drogue est un phénomène qui intéresse au premier chef la société dans son entièreté, elle est l'affaire de tous. Donc, pour la combattre, tout le monde doit se sentir concerné.

Devenus des figures emblématiques sans le vouloir, Inspecteur Dème, Dr Masseck Wade et M. Fofana auront fait preuve d'ouverture, de générosité et d'esprit progressiste. En n'hésitant pas à remettre en cause certaines pratiques et certains paradigmes jugés contreproductifs et inadéquats pour les enjeux et les défis actuels, ils auront contribué à décloisonner la lutte contre les drogues. « On n'a pas besoin d'être un expert, il faut surtout de l'engagement et un minimum de connaissances. Au regard du développement de ce phénomène qui, il faut le reconnaître, chaque jour prend de l'ampleur, il est impératif d'avoir une mobilisation globale, en particulier au niveau des communautés, pour faire face. Il faut un changement de paradigme, il faut surtout opérer des ruptures fondamentales notamment dans la manière de faire. Nous devons travailler à créer un engouement populaire et à susciter de l'engagement autour de ces questions sociétales. » Telle était leur doctrine partagée.

La participation de tous à tous les niveaux de la société fut leur principal leitmotiv. Ils se seront distingués par une conception de la lutte contre les drogues totalement différente et des approches qui tranchaient avec celles passéistes et complètement désuètes. C'est toute la philosophie qui sous-tendait cette théorie autour de la notion de complication.

Conscients que le phénomène de la drogue est complexe, ils ont d'emblée prôné un ajustement perpétuel en tenant compte de l'évolution des contextes et réalités socioculturels. Dans cette perspective, ils auront œuvré à faire tomber le mythe tenace qui avait toujours tendance à faire croire que la drogue était une histoire d'abord d'experts. Ils auront surtout fait preuve de courage et de révolution en suggérant une approche plus inclusive, plus systémique, favorisant la participation active de toutes les composantes de notre corpus social.

Ignorer l'importance de l'engagement et de la mobilisation communautaires dans la lutte contre les drogues aura été sans doute le péché originel des différents politiques et programmes qui se sont succédés depuis plusieurs décennies dans notre pays.

On peut dès lors apprécier tout le travail et l'apport ô combien décisif qui a été l'œuvre de ces personnages dans le cadre d'un engagement inconditionnel.

1.1. **Mansour Dème, le policier préventionniste**

Inspecteur de police principal chevronné, Mansour Dème était un vrai limier dans la lutte contre les drogues sous ses différentes formes. Après sa formation initiale de policier, il a suivi de nombreux séminaires et autres stages dans des unités spécialisées de lutte contre les stups à travers le monde. Son background était reconnu au sein de cette institution, ce qui lui avait valu d'être sélectionné pour animer un cours sur les drogues à l'École nationale de police.

Il avait été en service à la Direction de la police judiciaire avant d'atterrir au CILD à la création de celui-ci en 1996. Après la mise en place du Centre de sensibilisation et d'information sur les drogues de Thiaroye, il y avait été affecté en détachement pour travailler à côté des animateurs chargés de sa gestion.

Pour les besoins de ses cours, l'inspecteur Dème avait une mallette qui contenait les échantillons de tous les types de drogues. Cette mallette était utilisée également dans la formation des forces de sécurité telles que la douane et la gendarmerie. Elle était transportée dans une voiture sécurisée, souvent par une escorte de police. Il nous aura permis de voir de visu tous les types de drogues dont on entendait parler théoriquement. Il s'agit des drogues dites dures, à savoir : la cocaïne, l'héroïne, les amphétamines et les drogues de synthèse. C'est ainsi que les jeunes animateurs en matière de lutte contre les drogues que nous étions avaient pu découvrir, en vrai, les différentes variétés de drogues.

Aussi, il faisait partie des rares agents des forces de sécurité qui croyaient fondamentalement à la prévention. « La répression seule, quels que puissent être ses moyens et son efficacité, ne pourrait venir à bout du phénomène de la drogue, telle est ma conviction », faisait-il savoir.

Il prêchait au sein de la police l'élaboration de politiques qui feraient une large place à la prévention. Ce qui pour lui devait se traduire par la mise en place de formations des acteurs communautaires et de vastes programmes de sensibilisation dans les écoles et les quartiers, en particulier dans les zones les plus défavorisées.

Ce discours, naturellement, tranchait avec celui des forces de sécurité en service dans les brigades de gendarmerie et les commissariats de police, qui prônaient une répression tous azimuts. Comme évoqué plus haut, il nous arrivait assez souvent d'intervenir à la suite de l'arrestation d'un jeune pour fait d'usage de chanvre afin d'obtenir sa libération sous la condition qu'il accepte d'être accompagné par le Centre. Par expérience, nous savions que généralement, seuls les néophytes se faisaient prendre assez facilement par les forces de répression.

Nous faisions le tour des commissariats et autres brigades de gendarmerie pour plaider la relaxe des personnes arrêtées pour simple usage de chanvre indien. Pour obtenir la libération des contrevenants, nous faisions intervenir le jeune inspecteur de police. Son plaidoyer faisait mouche :

« Nous estimons qu'il est encore possible de récupérer un jeune qui la plupart du temps en est au stade de fumeur occasionnel. Le fait de le mettre en prison ne peut nullement le décourager s'il est déjà accro. Au contraire, le fait de découvrir la prison peut produire l'effet inverse : la banalisation de l'emprisonnement. Pour éviter cela, le Centre se propose de les prendre en charge dans le cadre de ses programmes d'activité ».

Mr Dème aura beaucoup contribué à faciliter un partenariat entre les Services de répression et le Centre.

1.2. Mamadou Lamine Fofana, un magistrat de son temps

Il fut le premier Coordonnateur du Comité Interministériel de lutte contre les Drogues (CILD). Cette structure est le dispositif institutionnel chargé de l'orientation et de l'élaboration des politiques en matière de lutte contre les drogues au Sénégal. Ce magistrat est, par ailleurs, le père de l'actuel Code des drogues promulgué en 1997.

Outre le fait d'en avoir coordonné le travail de conception et d'élaboration, il en a aussi inspiré une large partie. Les participants à ce processus, composés de groupe d'experts, avaient divers profils et provenaient en majorité des services ministériels et d'organisations de la société civile intéressées par la lutte contre les drogues.

Le Centre de sensibilisation et d'information sur les drogues avait été désigné pour y participer. J'avais eu l'honneur et le privilège de faire partie des représentants du Centre qui participaient à ce groupe de travail chargé de rédiger ce Code. Cette expérience a été très formative pour nous autres acteurs communautaires. Sous la houlette de Mr Fofana, véritable orfèvre des lois, nous avons découvert les techniques et autres facettes des lois. Les conditions et les considérations qui présidaient à leur conception étaient pour moi une grande découverte.

Les techniques d'écriture des lois étaient également une expérience nouvelle pour la majorité d'entre nous, qui n'étions pas des juristes.

Nous avions beaucoup plaidé pour que la dimension sociale ne soit pas occultée.

Nous avions dû insister pour éviter le populisme des politiciens. Le sensationnel découlant des saisies opérées régulièrement par les forces de sécurité ne devait pas non plus conduire à l'adoption de lois, justes répressives.

- À côté de la répression, qui est somme toute nécessaire pour décourager les vendeurs de la mort, l'accent doit être mis également sur la prévention et la prise en charge médicale des toxicomanes, avions-nous plaidé.

Devant l'hostilité à notre discours, l'intervention bienveillante de Mr Fofana avait permis, à force de persuasion et avec des arguments techniques, de les rallier à notre cause.

C'est tout l'esprits des peines de substitution qui y ont été proposées, notamment pour les consommateurs occasionnels de chanvre indien. De ce fait, les usagers de drogues pouvaient éviter l'emprisonnement en s'engageant à suivre un traitement adéquat dans une structure spécialisée.[17]

---

[17] L'article 120 de l'actuel Code des drogues du Sénégal

1.3. Dr Masseck Wade, un expert iconoclaste

Dr Masseck Wade, médecin psychiatre, un vrai intellectuel passionné de la lutte contre les drogues ! Il a une parfaite maîtrise des concepts et une connaissance de leurs auteurs. C'était un plaisir de le voir disserter sur des sujets relatifs à la drogue.

Mais, ce qui fascine chez l'homme, c'est son esprit critique ; il n'hésitait pas à remettre en cause les théories et les stratégies, voire l'efficacité, de certaines politiques de lutte contre les drogues en Afrique. C'est un anticonformiste. Ce qui est plutôt rare chez les prestataires de santé qui, il faut le dire, sont enclins à être des répétiteurs, tels des robots programmés pour agir sur la base de codes et de normes.

Pour lui, les études et les approches, constructives et positives, proposées par les experts, psychologues, psychanalystes, magistrats, politiciens et autres médecins ou professeurs des universités, étaient les bienvenues et pouvaient être fondamentales. Les initiatives communautaires développées par les associations dans les quartiers étaient aussi à valoriser.

- Le monde évolue et nous sommes dans un domaine très complexe où il n'y a pas de certitude absolue. Toutes les expériences se valent et doivent être dignes de respect. Bien que les contributions philosophiques et sociologiques soient déterminantes, il est impératif de les questionner et de les lire sous le prisme des réalités propres à chaque contexte et à chaque pays, disait-il.

Sous ce rapport, il considérait par exemple qu'il n'y avait pas de drogues dures ou de drogues douces. Tout en reconnaissant les différences dues aux effets et aux impacts dans l'organisme, lui préférait parler de « consommation dure » et de « consommation douce ».

C'était également assez amusant de l'entendre théoriser sur la notion d'usage lors des conférences ou débats organisés dans le cadre du programme d'activités du Centre, dont il se considérait comme membre à part entière. Des intervenants malicieux nous questionnaient souvent sur cette notion qui apparaissait dans nos documents. Ils voulaient savoir si fumer un seul joint ou prendre un seul verre d'alcool était suffisant pour parler d'abus et pour une personne de tomber sous le coup de la loi. Au-delà de notre argument-parade qui consistait à dire que « Le poison est dans la chose non dans la dose », Dr Masseck Wade leur répondait toujours :

- Ici, en l'occurrence dans notre contexte, l'abus est considéré comme l'usage de tout produit perçu comme posant problème dans la société. Par conséquent, la notion d'abus ne saurait être analysée en termes de quantité.

Ayant une vision claire des défis qui se posaient à nos sociétés contemporaines, il croyait à l'action communautaire et participait aux diverses activités de terrain initiées par le Centre Jacques Chirac. Ces dernières étaient des occasions de rencontres et de dialogues directs avec les acteurs communautaires et les groupes vulnérables, à savoir, les usagers de drogues.

Avec lui, j'appris à analyser les différentes situations pouvant permettre de comprendre les facteurs spécifiques susceptibles de favoriser une entrée dans l'usage des drogues afin de pouvoir développer des réponses adaptées à chaque cas.

Interrogé sur les sujets brûlants tels que la dépénalisation du cannabis dans le contexte africain et sur l'efficacité des politiques nationales, il répondait :

- Ces questions sont légitimes et méritent d'être discutées, mais d'être discutées souverainement par tous les acteurs sans influence ni injonction étrangère.

Il reprochait à certains d'avoir importé des préoccupations qui n'étaient pas forcément des priorités au regard de notre contexte. Pour autant, il estimait que c'était un débat qui devait avoir lieu entre les autorités, les acteurs, les religieux, les médecins.

- In fine, il nous appartient de prendre les décisions en analysant les avantages comparatifs en lien avec nos valeurs propres. C'est du point de vue de nos valeurs que l'usage du yamba doit être apprécié comme étant condamnable ou acceptable. Il ne faut pas laisser les autres décider pour nos pays, quels que soient les relations et les partenariats. Nous devons toujours dire avec dignité et confiance que c'est à nous de décider souverainement de nos politiques.

Non que le Dr Masseck Wade fût personnellement en faveur de la dépénalisation ; et même, à y regarder de près, on peut dire qu'il ne l'était pas. Pourtant, il aurait pu y être favorable. Mais il se trouvait qu'il était contre, je n'ai jamais su vraiment pourquoi. Car pour lui, là n'était pas la question. Le cœur de son message était avant tout de donner aux jeunes les outils et les moyens moraux de se prémunir contre les périls qui menacent leur avenir.

- La jeunesse doit être consciente qu'elle est l'avenir du monde. Mais, pour assumer sa mission historique, elle a besoin nécessairement d'être saine d'esprit et de corps, aimait-il à répéter.

Pour cet expert, en arrière-plan de cette polémique sur la légalisation du cannabis se pose la question de la compatibilité de certaines politiques et stratégies avec nos valeurs et nos modes de vie en matière de réalités socioculturelles.

TROISIÈME PARTIE :

De la nécessité de formulation de politiques plus appropriées

Chapitre I

Révision du cadre normatif : un impératif préalable

1.1. Aperçu sur les fondements de la politique de la lutte contre les drogues au Sénégal

Au Sénégal, les pouvoirs publics ont très tôt pris la mesure des dangers que représentait le problème de la drogue en prenant dès les premières années de notre indépendance des dispositions qui, au fil du temps, ont été revues et améliorées, de façon à les adapter au caractère changeant du phénomène.

Ainsi, différentes mesures avaient été prises sur le plan : de la législation, des institutions, de la stratégie de lutte et de la coopération sous-régionale et régionale.

Sur le plan législatif, dès 1963, le législateur a voté une loi qui réprimait l'usage, la détention, la culture et le trafic de cannabis. À cette époque, la seule drogue qui faisait l'objet d'une consommation abusive et d'un commerce illicite était le chanvre indien, accessible en raison de son coût faible, mais également du fait de sa grande disponibilité (il est cultivé un peu partout au Sénégal, mais de façon plus intensive dans la zone des Niayes et au sud du pays).

D'autres textes de loi ont été par la suite pris, tendant à assurer une plus grande répression de tous ceux qui sont impliqués dans les faits de trafic. Ils visent également à favoriser une approche compréhensive à l'égard du toxicomane. C'est ce qui entraînera l'introduction, dans la loi 75-81 du 9 juillet 1975 et son décret d'application n° 75815 du 21 juillet 1975, de l'injonction thérapeutique.

Aux termes de cette loi, si le toxicomane accepte de se soumettre à une cure de désintoxication, il sera dispensé de l'emprisonnement. Dans le cas contraire, la détention pourrait intervenir.

En 1997, le Sénégal a adopté un nouvel arsenal juridique pour exercer la riposte appropriée au développement de la consommation de drogue et à l'accroissement des voies de trafic illicite. C'est la loi 97-18 du 1er décembre 1997 qui codifie et remplace tout le dispositif juridique mis en place depuis l'indépendance pour lutter contre l'abus et le trafic illicite.

Le Code des drogues se forme sur une approche pluridisciplinaire, en réglementant l'usage et le commerce des médicaments dont l'abus pourrait présenter des risques pour la santé et en édictant une prohibition absolue pour les produits et substances qui ne présentent aucun intérêt pour la médecine humaine ou vétérinaire.

Cette nouvelle législation introduit la prise en charge médicale des consommateurs de drogues et aggrave les peines encourues par les trafiquants de drogue (5 à 10 ans d'emprisonnement et amende égale au triple de la valeur de la drogue saisie).

Sur le plan institutionnel, il faut rappeler que la Commission nationale des stupéfiants a été créée en 1965 au Sénégal, suite à la ratification par notre pays de la Convention de 1961 sur les stupéfiants. Celle-ci prévoit, en son article 35, la mise en place, sur le plan national, d'une structure de coordination des activités de lutte contre la drogue. Mais, compte tenu des développements qu'a connus le phénomène en l'espace de vingt ans, cette Commission nationale des stupéfiants sera réorganisée par le décret n° 87-415 du 3 avril 1987 qui maintiendra ses missions initiales de définition d'une politique nationale et de coordination de l'action gouvernementale.

La nécessité d'adopter une démarche équilibrée, qui accorde autant d'importance au contrôle de l'offre qu'à la réduction de la demande, a commencé à se concrétiser dans notre pays dès 1987 avec la tenue à Vienne de la Conférence Internationale sur l'Abus et le Trafic Illicite des Drogues (CIATID) à l'issue de laquelle a été adopté le schéma multidisciplinaire complet sur les activités futures. C'est à partir de cette période qu'ont été menées, de façon concomitante avec les activités de répression, des tournées de sensibilisation sur les méfaits des drogues, dans toutes les régions du pays, mais également des conférences au niveau des établissements scolaires.

En 1990, le PNUCID (Programme des Nations Unies pour le Contrôle International des Drogues, ancêtre de l'ONUDC) a recommandé la création de structures de coordination sur le plan national, préoccupation qui sera reprise par le Code des drogues. C'est ainsi qu'a été pris le décret n° 97-1217 du 17 décembre 1997, portant création du Comité interministériel de lutte contre la drogue dont les missions, entre autres, consistent à :

- coordonner les actions des différents services de l'État intervenant dans la lutte contre la toxicomanie et le trafic illicite de drogues ;
- proposer des mesures tendant à améliorer les moyens mis à la disposition des différents services intervenant dans la lutte contre la drogue ;
- coordonner les actions des organisations non gouvernementales se consacrant à la lutte contre l'abus des drogues.

Un plan national d'action a été élaboré et adopté par le Gouvernement du Sénégal le 10 mars 1998. Il traduit la volonté politique des autorités sénégalaises de lutter efficacement et durablement contre la drogue.

Quatre (4) objectifs étaient visés à travers la mise en œuvre de cet outil :

- le renforcement du cadre institutionnel global de lutte antidrogue ;
- la réorganisation et le renforcement des services répressifs pour une coordination plus efficace des actions ;
- l'intensification des actions visant à réduire la demande de drogues ;
- la prise en charge des toxicomanes et leur réinsertion sociale.

Ce plan regroupait une panoplie d'activités spécifiques qui avaient été identifiées par l'ensemble des acteurs de lutte antidrogue (départements ministériels, ONG, médecins, éducateurs, policiers, gendarmes, magistrats), réunis en décembre 1977 en séminaire atelier de consensus.

Sur le plan de la coopération régionale et sous-régionale, le Sénégal a entrepris, en étroite collaboration avec les pays voisins, une politique de coopération et de concertation permanente pour lutter contre le crime organisé sous toutes ses formes. C'est dans ce cadre que des projets d'accord de coopération en matière de lutte contre la drogue et le blanchiment d'argent sont actuellement à l'étude entre le Sénégal et la Mauritanie d'une part, et entre le Sénégal et le Mali d'autre part. Un protocole d'accord en matière de sécurité et d'immigration entre les services de sécurité de la Gambie et du Sénégal avait été envisagé. Un accord de coopération en matière de lutte contre la drogue et le blanchiment des capitaux entre le Sénégal et le Cap-Vert a été également pris.

Sur un plan plus vaste, les pays de l'Afrique de l'Ouest, conscients du fait qu'aucun pays ne peut venir à bout de la drogue, à cause de son aspect transfrontalier, avaient mis en place une structure de coopération opérationnelle dénommée Initiative d'Opération Conjointe en Afrique de l'Ouest (OCAO).

1.2. Aperçu de la géopolitique de la drogue

Open Society Initiative for West Africa (OSIWA) et le Global Drug Policy Program de Open Society Foundations (GDPP) ont organisé les 28 et 29 octobre 2014 à Accra, au Ghana, un forum consultatif des membres d'organisations de la société civile ouest-africaine. L'objectif principal de cette rencontre était de permettre à différents acteurs intervenant dans la lutte contre les drogues ou susceptibles d'être intéressés par cette question de réfléchir sur les différents défis que pose le trafic de drogue et de discuter de son impact sur la gouvernance et la sécurité dans la région ouest-africaine.

J'ai eu le privilège et l'honneur de représenter Enda Santé à cette importante rencontre. J'avoue qu'en y allant, j'avais beaucoup d'appréhension. Déjà, je trouvais que ce type de rencontre s'organisait très rarement en matière de lutte contre les drogues. Aussi, je redoutais que celle-ci soit à l'image de nombreux séminaires très aériens et qui généralement ne débouchent sur aucune recommandation opérationnelle. Mais, une fois sur place, je m'étais dit que ça aurait été regrettable pour moi de la manquer, tant elle fut riche en échanges d'expériences et en leçons apprises.

Je confesse qu'après mon départ du Centre, mes nouvelles occupations ne me laissaient vraiment guère de temps pour continuer à suivre l'évolution du phénomène de la drogue. Même si mon intérêt était demeuré intact, à force de ne plus être au diapason de l'actualité, surtout qu'il s'agit d'un fait de société très mouvant, j'étais finalement un peu déconnecté. Donc les échanges et les différentes présentations ont été l'occasion de me mettre à niveau sur la situation géopolitique mondiale de la drogue. Les communications m'avaient permis de constater l'étendue d'un phénomène et d'une situation particulièrement préoccupants. C'est à se demander si les efforts consentis depuis plusieurs décennies avaient abouti à un résultat encourageant.

Au vu des présentations, la réponse ne pouvait être que négative. J'avais l'impression que telle une pieuvre, la drogue n'avait jamais cessé d'étendre ses tentacules. En effet, profitant de la faiblesse de l'État de droit et d'une pauvreté sévère dans certains pays, des groupes de trafiquants avaient été organisés en réseaux qui multiplient des activités illicites (trafic d'armes, de drogues, etc.) dans les zones frontalières mal administrées. Collaborant avec des partenaires locaux, les cartels de drogue sont parvenus à faire de la région une importante zone de transit dans l'acheminement des drogues illicites produites en Amérique du Sud et en Asie en direction de l'Europe.

Il avait été noté dans les présentations que selon les données de l'Office des Nations Unies contre les Drogues et le Crime (ONUDC) et de West Africa Commission on Drugs[18], le trafic de cocaïne transitant par l'Afrique de l'Ouest a connu une hausse significative ces dernières années, passant de 3 tonnes environ en 2004 à 47 tonnes en 2007, avant de baisser à 21 tonnes en 2008.

[18] WACD (West Africa Commission on Drugs) 2014, rapport indépendant de la Commission ouest-africaine sur les drogues, 68 pages

En 2011, la Banque Mondiale avait estimé à 6,8 milliards de dollars la valeur marchande de la cocaïne écoulée dans la sous-région.

L'essor du trafic de drogues intervient alors que la région émerge d'une période de conflits politiques et, pour certains pays, de violence prolongée. Affaiblis et fragilisés, les institutions étatiques et les systèmes pénaux sont exposés au risque d'infiltration et de corruption par le crime organisé et sont vite dépassés par la rapidité d'adaptation des trafiquants.

L'aisance et la rapidité relatives avec lesquelles les cartels de la drogue ont pu prendre pied en Afrique de l'Ouest s'expliquent ainsi par le concours fourni par la gouvernance, les conditions socio-économiques et l'instabilité politique chronique combinées à la situation géographique de cette zone, qui la rend vulnérable à l'exploitation comme point de transit entre les centres de production d'Amérique latine et d'Asie et les marchés de consommation en Europe et aux États-Unis. Avec des frontières communes poreuses, des centaines de kilomètres de côtes mal surveillées, un taux élevé de chômage chez les jeunes, la zone Afrique de l'Ouest est caractérisée par une situation d'insécurité chronique engendrée d'une part, par le « banditisme » ou rébellion armée, et d'autre part, par le développement de conflits ethniques inter et intra-communautaires soutenus par le développement de milices armées qui la rende vulnérable au trafic des drogues et à la corruption.

En outre, le commerce de la drogue a joué un rôle direct ou indirect dans les bouleversements politiques dans des pays comme la Guinée-Bissau et le Mali. L'infiltration réussie des narcotrafiquants dans les partis politiques, qui sont souvent des partis-États, et des institutions de sécurité est l'exemple patent de cette prise en otage des hommes politiques par les cartels de la drogue. Dans ce domaine, la Guinée-Bissau, qui se distingue par une violence cyclique, est l'exemple le plus éloquent de l'impact des trafics dans la sous-région.

Sur le corridor Bamako-Dakar, le trafic de stupéfiants prend une ampleur inquiétante. Plusieurs alertes ont été lancées par les services de sécurité du Mali et du Sénégal afin de tirer la sonnette d'alarme tellement les quantités de stupéfiants saisies sur cette route à vocation sous-régionale sont importantes. Ce fret illicite fait vivre un vaste réseau de trafiquants établis dans plusieurs pays de la sous-région.

Mise à part la déstabilisation institutionnelle, l'extension du trafic de drogue en Afrique de l'Ouest peut être porteuse de conséquences dévastatrices pour la santé et la cohésion des communautés locales. En effet, selon les données de l'ONUDC, un peu plus d'un tiers de la cocaïne sud-américaine destinée au marché européen et ayant transité par l'Afrique de l'Ouest en 2009 a été consommé sur place. La hausse du trafic s'est donc accompagnée d'une augmentation de la consommation locale de drogues illicites.

Dans son rapport mondial sur les drogues lancé en juin 2022 à Abidjan, l'ONUDC nous apprend que l'Afrique de l'Ouest et du Centre, longtemps considérée comme une simple zone de transit, est aussi devenue une région de forte consommation de drogues. « Dans cette région, 9,7 % de la population âgée de 15 à 64 ans a consommé du cannabis en 2020 et 2,4 % des opioïdes pharmaceutiques à des fins non médicales. C'est plus que les estimations au niveau mondial qui s'élèvent respectivement à 3,8 % et 1,2 % », souligne le rapport.

Un peu plus proche du Sénégal, à savoir, en Afrique de l'Ouest, l'ONUDC ajoute que « les arrestations associées à des saisies record de cette drogue dans la région suggèrent également que le trafic, en dehors de la zone de conflit du Sahel, pourraient financer les groupes armés qui y opèrent. Plusieurs individus soupçonnés d'être impliqués dans des saisies de cocaïne dans les pays côtiers d'Afrique de l'Ouest, notamment en Guinée-Bissau, en Gambie et en Côte d'Ivoire, détenaient par exemple des passeports de pays sahéliens ».

En outre, l'organisme onusien révèle « qu'entre 2019 et 2022 (...) au moins 57 tonnes de cocaïne ont été saisies en Afrique de l'Ouest ou en route vers cette région, principalement au Cap-Vert (16,6 tonnes), au Sénégal (4,7 tonnes), au Bénin (3,9 tonnes), en Côte d'Ivoire (3,5 tonnes), en Gambie (3 tonnes) et en Guinée-Bissau (2,7 tonnes) ».

Face à cette situation et conscients de cette menace évidente pour la gouvernance et la stabilité des institutions, de nombreux pays ouest-africains ont tenté d'apporter des réponses. Mais, malgré les dépenses considérables engagées pour la criminalisation et la mise en place de mesures répressives visant les producteurs, les trafiquants et les consommateurs de drogues illicites, les mesures se sont avérées pour la plupart inefficaces. Les dépenses publiques engagées dans de vaines stratégies de réduction de l'approvisionnement et celles relatives aux coûts d'incarcération sont supérieures aux investissements qui visent à diminuer la demande et à réduire les risques.[19]

Par ailleurs, les organismes chargés de la coordination de la lutte contre les drogues dans ces pays sont inactifs (en léthargie) et il n'existe pas de plans directeurs de lutte contre les drogues actualisés et adaptés à la nouvelle situation des drogues dans ces pays. Aussi, nous n'avons pas toujours

---

[19] « La guerre aux drogues », rapport de la Commission mondiale pour les politiques des drogues, OSIWA, juin 2011.

noté une implication de la société civile dans les processus municipaux et étatiques pour combattre le fléau de la drogue.

Les pays de la sous-région ouest-africaine restent également dans l'ensemble dépourvus de moyens adéquats pour la prise en charge des cas d'addiction à la drogue. Il a été noté çà et là des pratiques abusives allant parfois à l'encontre des droits de l'homme.[20]

Aussi, les efforts de répression ciblant les consommateurs vont à l'encontre des mesures de santé publique visant à prévenir la transmission du VIH/sida, les décès par surdose et les autres dommages liés à l'usage de drogue.

Profitant du fait que ma présentation était programmée le deuxième jour, j'avais longuement pu échanger au téléphone avec le directeur d'Enda Santé sur le sujet. Il nous était apparu nécessaire d'ajuster la présentation qui avait été préparée au titre d'Enda Santé au regard de la situation qui nous était décrite. Ainsi, tenant compte de l'urgence prioritaire, j'avais suggéré à l'atelier d'aller vers l'élaboration de politiques inclusives permettant de minimiser les effets pervers du trafic et de la consommation des drogues sur la gouvernance et la sécurité dans les pays.

La proposition s'articulait autour des axes suivants :

- o l'évaluation et la réforme des politiques et stratégies globales de lutte contre le trafic et l'usage de la drogue ainsi que son impact sur la sécurité des États ;

[20] Selon des données de l'ONUDC, le nombre de consommateurs de cocaïne s'élèverait à quelque 2,5 millions en Afrique de l'Ouest.

- o le développement du leadership de la société civile en matière de lutte contre le trafic et la consommation des drogues ;
- o la création et l'institutionnalisation de cadres de dialogue, d'échange et de concertation entre les acteurs étatiques et ceux de la société civile autour de politiques pour développer une vision commune en matière de prévention et de gestion des effets pervers du trafic et de la consommation des drogues sur la gouvernance et la sécurité ;
- o la mise en réseau d'acteurs et d'experts ainsi que la mutualisation d'expériences interpays ;
- o le renforcement des capacités techniques et des compétences des acteurs institutionnels et associatifs en matière d'élaboration de documents de politiques ;
- o l'élaboration d'un programme de renforcement des politiques de lutte contre le trafic et la consommation des drogues ainsi que des méfaits qui y sont liés ;
- o le renforcement, des capacités humaines, institutionnelles et programmatiques des États ;
- o le développement d'outils de suivi et évaluation des politiques.

1.3. Débat sur la dépénalisation du cannabis

Les rideaux venaient de tomber sur les élections présidentielles françaises qui ont vu la réélection de Jacques Chirac. Naturellement, le Centre de Sensibilisation et d'Information sur les Drogues (CSID), à l'image des démocrates du monde entier, était content que ce soit la tolérance et les valeurs républicaines qui triomphent de la haine et la xénophobie par la réélection de notre parrain pour un second mandat. Mais à vrai dire, notre joie était ailleurs. Elle se trouvait au niveau du rejet massif de la dépénalisation des drogues par la majorité des Français qui transparaissait dans cette élection.

En effet, la dépénalisation avait été un discours très présent dans la campagne électorale. La société française étant confrontée à la montée endémique et à la banalisation des drogues illicites, particulièrement du cannabis, il n'était pas surprenant de voir ce thème faire irruption dans le débat politique. Il constituait pour ainsi dire pour tous les candidats un enjeu de haute portée.

La politique française de lutte contre les drogues fit l'objet, pendant de nombreuses années, de débats idéologiques et passionnés. Les candidats avaient pris position. Le candidat des Verts, Noël Mamère, avait proposé une légalisation contrôlée du cannabis dans le cadre d'une loi qui en interdirait la vente et l'usage aux moins de 16 ans. Jean-Pierre Chevènement, quant à lui, avait souhaité modifier l'échelle des peines encourues pour l'usage et le trafic tout en se déclarant hostile à la dépénalisation des drogues dites douces. Lionel Jospin avait relativisé les dangers de l'usage du cannabis tout en se déclarant opposé à une dépénalisation : « Fumer son joint chez soi est certainement moins dangereux que boire un verre d'alcool et prendre son volant ». Même s'il s'était empressé de corriger en précisant qu'il ne souhaitait pas banaliser le cannabis, cette position avait été qualifiée par ses adversaires « d'hypocrite et alambiquée ».

Jacques Chirac avait pour sa part eu le mérite d'avoir été constant et clair dans son discours en déclarant : « Nous devons dire aux jeunes qu'en bravant les interdits, ils ne font pas de tort à la société, mais à eux ». Il avait parfaitement raison ! En effet, le THC contenu dans le cannabis passe par les poumons du fumeur et, en quelques instants, dans le sang qui le fait interagir avec le cerveau. Le THC peut s'accumuler dans les tissus graisseux, rendant ainsi son élimination lente.

Contrairement aux idées répandues, le cannabis produit des effets plus ou moins importants. Comme les autres drogues (héroïne, cocaïne), il provoque des altérations des fonctions cérébrales telles que la perte de réflexe, de l'équilibre, la distorsion de l'espace et du temps. Son usage prolongé engendre effectivement des troubles de la mémoire ; sur le plan de la santé, l'usager est exposé à des complications pulmonaires et cardiaques aussi importantes qu'avec le tabac, mais aussi au cancer.

Ici, au Sénégal, l'usage et le trafic sont interdits par les lois qui s'organisent autour d'une répression sévère. Le nouveau Code des drogues prévoit en effet des peines maximales d'emprisonnement. C'est pourquoi, après avoir suivi avec un réel intérêt toute la campagne électorale, notamment en ce qui concerne ce sujet, nous avions estimé important, en tant que membre d'une structure de prévention, de prendre notre plume pour apporter des clarifications. Nous étions d'accord pour dire que le discours sur les drogues et la toxicomanie ne doit souffrir d'aucune ambiguïté ou confusion.

Des propos tenus par certains candidats pouvaient encourager des attitudes excessives. Plus grave encore, ils risquaient de renforcer des malentendus, notamment auprès des jeunes qui pourraient les interpréter comme une invite à davantage de consommation et de trafic.

On pouvait se demander si l'OICS (Organisation Internationale pour le Contrôle des Stupéfiants) n'avait pas senti le danger dans son rapport de l'époque, où on relève cette mise en garde : « À l'heure où des efforts sont fournis à l'échelle nationale pour faire reculer de manière considérable la consommation de l'alcool et du cannabis, nous aurions tort de ne pas être fermes sur le danger que représentent ces deux produits ».

Il est admis aujourd'hui sur le plan mondial par tous les acteurs impliqués dans la lutte contre l'abus des drogues que les produits (cannabis, alcool) perçus à tort comme des drogues douces constituent des autoroutes pouvant conduire à l'utilisation des drogues dites plus fortes telles que l'héroïne et la cocaïne. Toutes les drogues et substances psychoactives agissent sur le cerveau selon les mêmes modalités, qu'il s'agisse de drogues illicites, d'alcool, de tabac ou de médicaments. Dès lors, nous devons dire aux jeunes qui sont enclins à recourir à des produits devant des obstacles liés aux difficultés de la vie quotidienne qu'ils s'autodétruisent. C'est prévenir les conduites de fuite que de dire aux jeunes que la vie est faite de hauts et de bas et qu'ils ne régleront rien en gardant le silence sur leur chagrin, leurs déceptions, et qu'ils ont le droit de connaître des passages à vide, des échecs et la fragilité. Mais la meilleure manière de régler les problèmes est de les considérer comme normaux.

À ce titre, rien ne doit empêcher les dirigeants politiques et les parents de savoir fixer des limites justifiées pour apprendre aux enfants et aux jeunes le respect des autres et avoir confiance en eux-mêmes.

Nous avions le sentiment d'avoir été honoré par le Président Chirac, parrain du Centre, qui avait eu cette position sur la dépénalisation du cannabis. Nous étions certains de son engagement dans la lutte contre la drogue, mais il était heureux de constater qu'il nous en donnait la preuve en adoptant sans ambiguïté cette position qui, il faut le rappeler, témoignait d'un courage politique.

Chapitre II

Propositions de réformes pour améliorer les politiques de lutte contre les drogues

1.1. Des projets et programmes à partir d'une démarche holistique

Les rares politiques élaborées et mises en œuvre sont pour la plupart le fait d'experts étrangers dont la maîtrise des contextes fait défaut. L'adoption de nouveaux outils et démarches, notamment dans la formulation et la mise en œuvre de programmes sous-régionaux, s'avère plus que nécessaire. Cela s'inscrirait dans cette logique de réformes à mettre en perspective pour booster la lutte contre les drogues aussi bien dans notre pays que dans la sous-région.

Ainsi, les mesures préconisées ci-dessous tentent de prendre en compte cette préoccupation relative à la mise en réseau d'acteurs et d'experts ainsi que la mutualisation d'expériences interpays.

Ce programme pourrait être articulé autour des axes ci-dessous :

1. **Construire un dispositif de médiation pour améliorer l'accessibilité et la qualité de la prise en charge des Consommateurs de Drogues Injectables (CDI)**

Les initiatives et les actions communautaires de soutien et d'accompagnement pour les personnes contaminées et leur entourage ainsi que pour les groupes vulnérables se développent au Sénégal. De nouvelles associations émergent, et on constate une prise de conscience et une certaine dynamique naissante autour de cette problématique. Cependant, l'accompagnement des Consommateurs de Drogues, des CDI en particulier, dans leurs parcours de soins reste faible, et l'implication des organisations communautaires est insuffisante et à développer.

Il s'agira en l'occurrence de concevoir une démarche qui s'inspire de l'expérience des médiateurs actuellement en intervention dans un certain nombre de sites de soins au Sénégal. L'idée consiste à travailler sur un enseignement pratique adapté qui alterne apports théoriques et pratiques (stage en milieu de soins).

Ceci donc pour mieux appréhender des approches concrètes d'intervention sur la dépendance aux substances psychoactives, des dispositifs spécialisés, des démarches de prévention, de traitement et de réduction des risques de même que sur les compétences requises pour les acteurs en exercice auprès des usagers de drogues.

2. **Mobilisation d'acteurs**

Nous devons prendre en compte les enjeux et les nouveaux défis, mais nous devons surtout agir. En effet, l'apparition de nouveaux phénomènes tels que l'usage de drogues par voie injectable et le nombre sans cesse croissant de personnes détenues en prison, de fait lié à l'usage et au trafic qui jusqu'à un passé pas très lointain, étaient peu connus et/ou très marginaux dans le contexte sénégalais, imposent un changement de paradigme. En effet, les détenus et les CDI sont souvent confrontés à des situations de précarité et d'exclusion qui concourent à un faible accès aux soins et aux droits. Même si depuis quelque temps, des progrès incontestables ont été réalisés, il reste malgré tout de nombreux problèmes spécifiques à prendre en compte :

- le besoin de construire des réponses adaptées pour prévenir certains risques : risques infectieux liés aux pratiques addictives et sexuelles, risques suicidaires, etc. ;
- la difficulté de coordonner les acteurs et les actions de prévention et d'éducation pour la santé ;
- le besoin de connaissance réciproque des professionnels soignants et pénitentiaires ;
- le besoin d'une meilleure continuité des soins à la sortie de prison.

Outre les fondamentaux, ces formations traiteront des aspects liés entre autres à l'évaluation et à la réforme des politiques et stratégies globales de lutte contre le trafic et l'usage de la drogue dans son ampleur ainsi que son impact sur la sécurité des États.

3. **Formation des formateurs et des experts nationaux intervenant dans la formulation, la mise en œuvre et le suivi de programmes de dimension nationale, transfrontalière ou sous-régionale**

Le contexte ouest-africain est marqué par des crises multiformes, en particulier sur le plan sécuritaire, qui accentuent la vulnérabilité de la zone. Face aux troubles socio-politiques, à la pauvreté, aux pandémies, les autorités gouvernementales en place peinent à trouver les moyens nécessaires pour lutter efficacement contre le trafic des drogues, qui a tendance à se muer en défiance.

Les trafiquants ont ainsi adapté leurs modes opératoires et développé de nouvelles méthodes pour faire transiter la cocaïne par l'Afrique de l'Ouest, notamment en la dissimulant dans des conteneurs de fret maritime. Le phénomène est en passe d'avoir une incidence dangereuse sur la sécurité, la santé et le développement de cette région.

Même si jusqu'à présent, l'Afrique de l'Ouest a évité le pire de la violence endémique et habituelle qui accompagne le passage de la drogue en Amérique centrale, il s'avère que face à des enjeux si élevés, les dimensions transnationale et transfrontalière doivent être prises en compte désormais dans les politiques. Il s'agira de renforcer les capacités des acteurs concernés dans divers domaines.

Ce renforcement devra se faire à travers des formations qui seront organisées à l'endroit des parties prenantes sur l'élaboration de documents de politiques et sur les outils de formations et de plaidoyer.

Par ailleurs, il s'agira également de former des formateurs et des experts nationaux intervenant dans la formulation, la mise en œuvre et le suivi de programmes de dimensions nationale et sous-régionale. Ce programme de formation s'adressera prioritairement à des professionnels de santé, à des acteurs issus des OSC, à des responsables de département ou de structure nationale ou régionale en charge de services opérationnels et/ou stratégiques.

4. Mise en place d'une plateforme pour le partage de l'information et les échanges d'expériences

Elle consiste en la création d'une structure qui sera souple à la fois dans sa composition et dans son fonctionnement. Elle servira de cadre de coordination et d'échange d'expériences entre les différents acteurs intervenant dans la lutte contre les drogues.

Ce cadre aura pour but de promouvoir la concertation entre tous les acteurs intervenant sur les thématiques liées à la drogue.

Aussi, ce processus permettra de rendre visibles les actions menées en vue d'une meilleure capitalisation.

5. Analyse situationnelle des politiques de lutte contre les drogues et des interventions

Il s'agira de réaliser une étude évaluative des politiques en matière de lutte contre les drogues au Sénégal. Une étude de départ, sous forme de pré-évaluation, sera menée afin de connaître l'état de la situation des politiques actuelles de lutte contre les drogues (prévention, prise en charge et répression), afin de dégager les pistes pour des actions futures.

En effet, il est important de faire un état des lieux de ce qui a été réalisé, d'identifier leurs limites et leurs succès, et de cerner les modèles organisationnels mis en place, afin de veiller à ne pas reprendre ce qui a été déjà fait et d'étudier par la même occasion les possibilités de réplicabilité des bonnes pratiques identifiées dans d'autres pays.

6. Mise en place d'un dispositif de veille, de suivi et d'évaluation VS observatoire national des politiques publiques en matière de lutte contre les drogues

Il s'agit de mettre en place un dispositif de surveillance des problèmes qui résulteront de l'application des politiques. À terme, ce dispositif pourra évoluer sous la forme d'un observatoire.

C'est une instance d'analyse, d'enrôlement de la société civile, du secteur public et du secteur privé basé sur des mécanismes de fonctionnement à tous les niveaux. Cette expérience sera bâtie sur une approche inclusive et multisectorielle pour en élargir les intervenants. Il s'agira, avec ce dispositif, de travailler à collecter sur l'ensemble du pays et en dehors des informations en lien avec les drogues.

L'observatoire travaillera à la formulation de propositions pour le compte des collectivités locales, des pouvoirs publics ou toute autre organisation locale, nationale ou internationale permettant d'une part, d'améliorer les politiques publiques et la gestion des projets et programmes, et d'autre part, d'assurer un meilleur suivi des engagements. Il servira également d'outil de plaidoyer ou de stratégies d'action pour de nouveaux projets et programmes spécifiques.

Par ailleurs, il devrait aussi s'associer dans l'élaboration et la mise en œuvre des programmes de prévention à toutes les échelles des communautés, ainsi que participer activement à toutes les initiatives visant à améliorer les politiques publiques sur la drogue en Afrique de l'Ouest et au Sénégal. Ainsi, il offrira la possibilité de mettre en exergue les bonnes pratiques des uns et des autres.

Il s'agira également de capitaliser les différentes expériences et de les diffuser afin d'encourager une réplication de la valeur ajoutée des politiques et projets avec d'autres acteurs ou dans d'autres contextes.

7. Concertation inclusive et plaidoyer

La participation active de toutes les parties prenantes est primordiale pour la réussite des réformes à entreprendre en matière de politique de lutte contre les drogues.

Dès lors, il est important, à travers des campagnes de sensibilisation, des sessions de formation, des ateliers et réunions, et avec l'implication des médias, notamment les radios communautaires, de veiller à la sensibilisation, à l'implication et au renforcement des capacités de toutes les parties prenantes (collectivités locales, membres du Conseil économique, social et environnemental, autorités locales, services de police, de douane et de gendarmerie, parlementaires, système judiciaire, ONG, organisations communautaires de base, comités de quartier, secteur privé, et tout autre acteur apte à faciliter les prises de décision et de mobilisation des acteurs du projet) pour garantir leur participation effective au processus de réforme.

Il s'agira aussi de mettre en place un vaste de programme de plaidoyer en direction des acteurs ci-devant mentionnés. Ces plaidoyers, qui se dérouleront sous forme d'ateliers, visent à sensibiliser les cibles citées ci-dessus à une meilleure compréhension des enjeux des réformes des politiques de lutte contre les drogues et défis y afférents. Au-delà, ils viseront à favoriser un environnement apte à l'exécution des réformes à engager.

Cette stratégie liée au plaidoyer s'inscrit également dans la perspective d'assurer des conditions de pérennisation des projets et programmes de lutte contre les drogues. L'objectif recherché in fine est d'amener les élus locaux et les autorités administratives et politiques à s'approprier les réformes.

1.2. Des peines de substitution au lieu de la prison pour les consommateurs de drogues

Les forces de sécurité et les magistrats doivent prendre conscience qu'il est de leur intérêt de favoriser la prévention plus que la répression. En effet, ils doivent savoir que plus l'usage et le trafic de drogue seront développés, plus ils auront du travail.

Or, dans un contexte de pays en développement caractérisé par un manque et/ou une insuffisance de moyens pour faire face aux questions d'urgence prioritaire, il est apparu plus judicieux d'affecter les rares ressources disponibles à d'autres secteurs vitaux et là où les problèmes et les besoins se posent avec acuité. Il s'agit entre autres de l'éducation, de la formation de la jeunesse, qui constitue presque 70 % de la population dans nos pays, mais aussi et surtout de la santé, qui demeure le parent pauvre des plans de développement ou autres stratégies d'émergence.

Mobiliser des moyens colossaux dans un objectif quoique noble, mais aux résultats aléatoires, doit en effet nous conduire à nous interroger sur la pertinence des politiques, des défis et des différentes stratégies jusque-là mises en œuvre ainsi que sur leur efficacité au regard des résultats mitigés obtenus. C'est un euphémisme que de dire que la répression tous azimuts, à tout-va, a des limites objectives. Elle n'a jamais été et ne sera la panacée pour venir à bout du phénomène de l'usage et du trafic de la drogue.

Entendons-nous bien, le propos n'est pas de faire un quelconque plaidoyer pour l'abandon total de la répression, ce qui équivaudrait d'une manière ou d'une autre à faire la promotion de la drogue. À l'évidence, une telle conception est antinomique à nos valeurs et à notre idéal de vie. Bien au contraire, ce dont il s'agit ici, c'est d'attirer l'attention à un nécessaire recours à un discernement dans l'approche pour améliorer les dispositifs et rendre plus efficaces les politiques de lutte.

Un jeune confronté à un désœuvrement, face à un dépit amoureux, dans le désarroi, ou simplement se trouvant dans une période agitée d'adolescence et qui devant l'absence totale de réponses et de solutions alternatives qui lui soient proposées, se réfugie dans un usage récréatif de substances psychoactives, ne doit pas être logé à la même enseigne qu'un trafiquant à la cupidité maladive dont l'unique souci est de gagner de l'argent. Ce jeune garçon ou cette jeune fille est incontestablement une victime de cette économie criminelle solidement implantée dans la plupart de nos quartiers difficiles, notamment en banlieue. Les facteurs qui sont souvent à l'origine de la toxicomanie des jeunes dans ces contextes ne doivent pas être occultés dans la perspective des solutions à apporter.

Chaque cas étant spécifique, il importe d'avoir un traitement différencié devant chaque situation. Le fumeur occasionnel s'adonnant à une consommation qui peut être considérée comme récréative ne doit pas être jugé sur les mêmes critères qu'un vulgaire trafiquant. Il n'y a aucune certitude que mettre le premier en prison offrirait des garanties absolues en termes de dissuasion quant à une éventuelle récidive de sa part. Bien au contraire, des retours d'expériences nous ont permis de savoir que la plupart des personnes qui avaient été appréhendées et condamnées pour cette question sont devenues par la suite des consommateurs durs et ont connu des problèmes réels d'addiction ayant conduit à la toxicomanie. Leur passage en prison a été plutôt un facteur favorisant, voire aggravant, de leur situation. Se disant certainement qu'ils n'avaient plus rien à cacher et ayant le sentiment d'avoir été atteints dans leur dignité avec leur emprisonnement, certains se sont retrouvés dans des dispositions de fragilité psychologique et mentale qui les ont plongés dans le piège infernal de la drogue. Dès lors, ces cas, qui constituent la majorité des usagers de drogues, doivent faire l'objet d'attention particulière.

Tels se présentent, de notre point de vue, les enjeux fondamentaux qui se posent et s'imposent dans la lutte contre les drogues.

Vu la pression exercée par la loi Latif Guèye[21] sur le système carcéral avec notamment l'engorgement des

[21] Cette loi 2007.31 du 30 novembre 2007, qui porte le nom de son auteur (ancien parlementaire), aggrave les peines encourues par les trafiquants de drogue (5 à 10 ans d'emprisonnement et amende égale

prisons, il paraît impératif de réaliser des enquêtes aux fins d'évaluer l'impact de l'emprisonnement des personnes du fait de délits de consommation du chanvre indien. Au regard des nombreuses arrestations et personnes détenues, il ne serait pas surprenant de voir des cas de récidive. L'intention et l'esprit de cette loi étaient nobles, à savoir, protéger la jeunesse contre les effets néfastes des drogues. Mais force est de constater que les résultats ne sont pas à la hauteur des objectifs de départ.

Nous connaissons de nombreux jeunes qui ont été arrêtés et emprisonnés à la suite de procès pour usage de chanvre indien. Après avoir purgé leur peine de prison qui parfois a duré plus de deux années, à leur sortie, ils n'ont pas pour autant arrêté leur consommation. Au contraire, les habitudes de fréquentation du groupe et les pratiques délictuelles reprenaient de plus belle, parfois même avec plus d'intensité qu'auparavant. Le ministre de la Justice du Sénégal avait révélé dans l'une de ses interventions dans la presse que la drogue impactait fortement le surpeuplement carcéral. « Sur 500 dossiers, 300 sont liés à la drogue », avait-il souligné.

Ces chiffres remettent au goût du jour le débat sur l'utilité de la criminalisation. Empêche-t-elle le crime ? Est-elle suffisamment dissuasive ?

Selon de nombreux observateurs, son caractère dissuasif n'est pas prouvé dans l'absolu, d'autant que des usagers de chanvre indien qui ont déjà fait de la prison affirment que l'incarcération est loin d'être dissuasive. Certains soulignent même que le chanvre indien circule dans les prisons et que

---

au triple de la valeur de la drogue saisie). Elle est l'objet de polémiques et de controverses. Si l'objectif recherché était dissuasif, de nombreux observateurs, y compris les acteurs judiciaires, estiment que cette loi est plutôt à l'origine de l'engorgement des prisons à cause notamment du fait que les trafiquants sont maintenant passibles de Cour d'assises.

pendant leur incarcération, ils avaient continué d'en consommer. Dès lors, en lieu et place des emprisonnements, il nous faut réfléchir à la mise en place de peines alternatives.

De nombreux spécialistes (psychiatres, psychologues, spécialistes du droit) reconnaissent aujourd'hui que la prison détruit plus qu'elle ne redresse l'individu. Un professeur de droit, de surcroît femme politique[22], le constate pour s'en désoler : « Le système d'application du droit est plus basé sur la répression que sur l'insertion sociale de la personne poursuivie ». Selon elle : « On construit des cités sans aménager les cadres d'épanouissement appropriés et ceci fait que lesdites cités sont des ghettos, bâtis sur le principe de la promiscuité, loin des normes minimales en matière d'urbanisme. La conséquence qui en découle, c'est qu'on sécrète les germes de la délinquance ».

Par conséquent, il est urgent de mettre en œuvre les peines alternatives telles que le travail d'utilité publique et la liberté sous surveillance.

Aussi, comme le suggèrent certains médecins, il faut également une politique de prise en charge médicalisée en envoyant ces jeunes chez un médecin, un psychiatre, un addictologue qui pourrait l'aider à s'en sortir, et non pas en prison où la plupart du temps, ils seront en contact avec la grande criminalité.

En tout état de cause, afin d'obtenir quelque succès que ce soit pour endiguer, faire reculer et/ou mettre un terme au phénomène de l'usage des drogues, il faut mettre l'accent sur la sensibilisation et l'accompagnement des jeunes en vue de les aider à devenir les acteurs de leur propre prévention. Ils devront aussi s'associer activement dans l'élaboration et

[22] Amsatou Sow Sidibé, professeure des universités, agrégée de droit.

la mise en œuvre des programmes de prévention à toutes les échelles des communautés.

Le système judiciaire, chargé de l'application des lois existantes pour la lutte contre le narcotrafic et la consommation de drogues, doit être doté de meilleurs outils en matière de moyens et formations pour mener les réformes nécessaires à la suite de processus d'évaluation sur l'efficacité des politiques et des dispositions législatives en cours dans les pays.

1.3. Des réponses coordonnées avec le trafic des drogues à l'échelle sous-régionale

De zone de transit, notre pays est rapidement devenu un pays de trafic et de grande consommation des drogues y compris celles dites dures comme l'héroïne et la cocaïne.

Sur le corridor Bamako-Dakar, les chauffeurs « se transportent » en prison[23] à cause des colis de drogue. Le trafic de stupéfiants y prend une ampleur inquiétante. Les services de sécurité du Mali et du Sénégal ont fini de tirer la sonnette d'alarme tellement les quantités de stupéfiants saisies sur cette route à vocation sous-régionale battent tous les records. Ce fret illicite fait vivre un vaste réseau de trafiquants établi dans plusieurs pays de la sous-région. Aussi, ne pouvant plus les transporter aussi facilement d'une frontière à une autre, les trafiquants produisent désormais la drogue à l'intérieur des frontières ouest-africaines. La presse

---

[23] « Au dernier recensement mené par une délégation venant de Bamako à la suite d'une visite des prisons sénégalaises, 49 chauffeurs maliens ont été incarcérés. 29 d'entre eux ont fait l'objet d'un transfert à Bamako. 2 d'entre eux sont morts dans les geôles sénégalaises en 2011. (Source : article intitulé « **Trafic dans le corridor Bamako-Dakar : drogue express** », *Le quotidien* du 20 décembre 2013)

se fait l'écho quasi régulièrement de grosses quantités de drogues saisies au niveau du port de Dakar.

En l'absence d'une réponse coordonnée au trafic de drogue en Afrique de l'Ouest, le problème a atteint des proportions inquiétantes en dépit du travail exceptionnel accompli par les services de police, de douane et de gendarmerie. De ce fait, devant la montée de ce phénomène multidimensionnel caractérisé par une diversité des produits et des modes opératoires des trafiquants, des réponses nouvelles sont-elles à imaginer pour mieux y faire face ? Il y va de la sécurité, de la santé et du développement de cette région.

Toutefois, ceci passe inévitablement par l'évaluation et la réforme des politiques et stratégies globales de lutte contre ce fléau ainsi que ses implications sur la sécurité des États aux équilibres sociopolitiques fragiles.

Il s'avère impératif de développer des synergies entre États et une coopération transfrontalière autour de réponses coordonnées au trafic de drogue en Afrique de l'Ouest.

1.4. Davantage de solidarité envers les usagers de drogues

Au lycée, j'étais passionné de lecture. C'était assez fréquent de me voir avec un livre ou un journal entre les mains : œuvres littéraires, en particulier celles africaines (parce que culturellement, cela me parlait plus), bandes dessinées, magazines people français, je dévorais tout ce qui me tombait sous la main. J'avais une boulimie des livres, j'aimais beaucoup les romans.

Je n'en aimais pas moins la littérature d'ailleurs, particulièrement celle française. C'est ainsi qu'un jour, en me rendant chez la famille Ndoye, voisine, pour y voir un de mes amis d'enfance, mon attention fut attirée par un vieux livre qui était à même le sol dans un coin de la cour de la maison. Il était par terre sans page de garde ni quatrième de couverture. Certaines feuilles notamment celles du début étaient même arrachées. Comme d'habitude, je l'avais ramassé. Une fois dans la chambre de mon ami Malik, tout en discutant avec lui, j'avais commencé à feuilleter le bouquin, ou ce qu'il en restait.

Si l'auteur, Henry Troyat, et le titre du livre *La tête sur les épaules*, ne me disaient pas grand-chose, les quelques passages parcourus, eux, avaient capté mon attention. Je n'avais pas pu m'empêcher d'aller au bout de l'histoire qui était relatée dans le roman. Elle était assez captivante. J'avais apprécié la discussion entre le professeur de philosophie et son jeune élève. Ce dernier, qui était brillant, notamment en philosophie où il se distinguait en obtenant les meilleures notes de la classe, était très aimé du professeur. Une relation d'affection et de sympathie mutuelles avait fini par s'installer entre les deux. En dehors des heures de classe, ils aimaient assez souvent se retrouver pour prolonger le débat sur la leçon du jour ou sur un thème qui faisait l'actualité. C'est un euphémisme de dire qu'ils adoraient philosopher.

Le jeune garçon était orphelin de père. Il avait perdu son papa quand il était encore un enfant ; il n'en gardait qu'un souvenir assez vague. Il ne le connaissait vraiment pas. Habité par la curiosité d'un apprenti philosophe assoiffé de savoir et de connaissance, il avait entrepris une recherche pour en savoir un peu plus sur la personne de ce père qu'il n'avait pas eu la chance de connaître. Mais le destin du jeune garçon avait changé le jour où il apprit que son père était un assassin qui avait été condamné à la perpétuité à la suite d'un procès où il avait été déclaré coupable de meurtre.

Jusque-là très calme et posé, cette découverte avait bouleversé sa vie. Il en était arrivé à vouloir se suicider parce qu'il ne pouvait plus s'accommoder de l'idée d'être le fils d'un meurtrier. C'était une honte. Il préférait mourir plutôt que d'être identifié comme tel, s'était-il dit. Mais, avant de mettre fin à ses jours, il avait senti le besoin d'aller en informer son ami et professeur à qui il confiait beaucoup de ses secrets y compris sur sa vie privée…

J'avais trouvé très instructifs les passages sur les discussions, du reste très philosophiques, entre un jeune souhaitant mettre fin à ses jours parce qu'il ne voulait pas être considéré comme le fils d'un meurtrier et un professeur qui lui demandait de relativiser cette situation. Sans vouloir cautionner l'acte commis par le père, le professeur de philosophie trouvait que le suicide n'était motivé que par une fierté déplacée, par de l'égoïsme. Il avait trouvé chez son jeune élève quelqu'un qui cherchait à se débarrasser d'un nom trop lourd à porter. Il l'avait alors invité à analyser les faits sous une autre perspective, car il considérait que le père, aux yeux de la société et de la loi, était bien un assassin et avait été reconnu coupable et condamné en conséquence ; mais, aux yeux du père, pensait le professeur, il y avait peut-être eu des raisons de tuer.

Je fus particulièrement marqué par ce livre notamment par ce passage qui m'apprenait beaucoup de choses sur la nature humaine. Plus tard, dans mon travail d'éducateur au Centre Chirac, je fus confronté à des situations presque similaires.

Le Centre Jacques Chirac disposait d'un point d'écoute où nous recevions assez régulièrement des familles et des consommateurs de drogues. La personne, accompagnée ou non, était écoutée en privé d'abord, dans le cadre d'un entretien très actif, pour déceler ses craintes, ses angoisses et plus largement, son rapport à la drogue. Un autre entretien était fait, cette fois-ci avec son accompagnant, pour approfondir les informations relatives à la situation de la personne. Comme déjà évoqué dans les pages précédentes, il s'agissait, à travers une série de rencontres, d'aboutir à la formulation, par l'intéressé, d'une demande d'être accompagné, et pour nous, de trouver des réponses aux questions suivantes : est-ce qu'il ou elle fréquente ou s'accompagne de consommateurs de drogues? Est-il ou elle victime d'exclusion ou de rejet social de la part de sa famille et/ou de son quartier ?

Il m'est arrivé à plusieurs reprises d'accueillir des parents accompagnés d'un proche consommateur de drogues. Conformément au protocole de de prise en charge psychosociale, les personnes (Consommatrices de drogues et accompagnants) étaient écoutées séparément pour cerner la nature du problème en vue de fournir les conseils les plus appropriés.

Je me rappellerai toujours ces parents qui m'avaient demandé de les aider à trouver les moyens de pouvoir interner ce membre de la famille consommateur de drogues dans une structure dédiée. À l'époque, le pays ne comptait pas de structure spécialisée dédiée à la prise en charge des addictions. Les hôpitaux psychiatriques de Fann et de Thiaroye étaient les seuls qui s'essayaient à la cure de désintoxication dans des conditions parfois très difficiles en raison d'un manque de moyens. Je l'avais fait remarquer aux parents. Malgré tout, les familles ne cessaient d'insister pour y faire admettre qui leur enfant, qui leur mari. Je leur faisais savoir que l'admission à Fann ou à Thiaroye n'était ni plus ni moins qu'une hospitalisation dont la décision relevait d'un médecin. Or, parmi les personnes qui nous étaient amenées, rares étaient celles qui paraissaient dans un état méritant une hospitalisation. Mais les accompagnants ne voulaient pas l'entendre de cette oreille, à la limite, ils s'en foutaient allégrement. Leur préoccupation était de se faire aider à tenir le consommateur de drogues loin des voisins dont le regard était devenu insupportable. Qu'importe si la personne n'était pas malade cliniquement. Pourvu simplement qu'elle soit « cachée » quelque part.

Il est vrai que nous sommes dans un contexte culturel où la pudeur est une valeur qualifiée de sacrée. Compter au sein de sa famille une personne en proie à des problèmes d'addiction à l'alcool et/ou aux drogues est considéré comme une gêne, une honte pour la famille. Il est vrai que voir débarquer son mari ivre-mort tous les soirs, parfois sous les huées et les moqueries d'une horde d'enfants dans la rue, est une épreuve qu'aucune famille ne peut endurer longtemps.

Un jeune homme et sa femme étaient passés au Centre pour nous faire part de l'intention de la famille de le faire hospitaliser. Lorsque je l'ai encore reçu deux jours plus tard, très étonné, le monsieur m'avait fait remarquer qu'il n'était pas malade, qu'il ne souffrait pas de problème de santé mentale pouvant justifier qu'il soit interné dans un hôpital psychiatrique. Ce jour-là, il m'avait longuement parlé de sa situation. Plus loquace que d'habitude, il avait parlé avec le cœur. Bien qu'il réfutât totalement la proposition de sa famille consistant à l'hospitaliser, il m'avait dit comprendre leur souffrance.

Il pensait beaucoup à sa femme et à ce qu'il lui faisait vivre personnellement. Il disait qu'il essayait de se mettre à leur place. Il était conscient que c'était difficile pour une famille comme la sienne de s'accommoder d'un drogué et savait bien que son comportement était jugé condamnable aux yeux de la société. Mais il m'avait dit que lui-même souffrait également de cette situation. Sa souffrance était d'autant plus grande qu'il avait l'impression que personne ne s'en apercevait. Il m'avait fait savoir qu'à cause du fait qu'il consommait de la drogue, il ne représentait plus rien pour sa famille. Il ne jouissait d'aucune considération et d'aucun respect. Ses propres enfants le regardaient avec pitié et condescendance. Il m'avait raconté comment il en était arrivé là.

Il m'avait confié que c'était un jour, en parlant de ses soucis à un de ses collègues de travail, que ce dernier lui avait avoué que lui-même vivait la même chose, mais qu'un verre d'alcool qu'il prenait le soir à la descente du travail à un endroit secret lui faisait du bien et lui permettait « d'oublier ». Il s'était laissé convaincre et avait suivi ce collègue dans ce bar clando.

C'est ainsi qu'il avait pris son premier verre de bière et depuis, il avait du mal à « décrocher ». Il disait avoir bien retenu la sagesse de cet adage qui dit : « Une feuille morte peut bien être introduite dans un trou par l'effet du vent, mais ce même vent, quelle que puisse être sa force, pourrait ne pas être capable de la faire ressortir du trou ».

Aujourd'hui, outre son travail, l'alcool lui avait fait également perdre sa santé. Il disait avoir tout perdu :

- L'alcool m'a volé ma vie tout court. Je ne vis pas, je vivote, avait-il dit dans une voix étreinte par une forte émotion.

Cette histoire m'avait conforté dans le fait que nous autres travailleurs sociaux, les familles et les consommateurs de drogues, étions dans une situation complexe qui nous imposait d'aborder les situations toujours avec sérénité. Autant je comprenais le désarroi de la famille du jeune homme ; autant j'avais écouté son cri de cœur et entendu sa souffrance. Les familles, trop souvent, devant le désarroi, ont tendance à prendre des décisions extrêmes que rien ne justifie.

- Autant mourir que de supporter cette honte, se disent-elles.

J'en avais connu des familles locataires qui s'étaient senties obligées de déménager régulièrement, d'un quartier à un autre. Cette situation peut favoriser des formes de rejet des personnes en proie à des problèmes de consommation de drogue. Il y a des familles dans lesquelles le consommateur de drogues est carrément mis à l'écart, très peu de membres de la famille lui adressent la parole. Personne ne se soucie de savoir s'il est rentré la veille au soir. On dirait une sorte d'abandon et d'exclusion sociale.

Une personne d'un certain âge que j'avais croisée il y a quelques années à Mbour m'avait dit vivre les mêmes difficultés, sinon pires, au sein de sa famille. Il m'avait dit que le seul moment durant lequel il faisait l'objet d'attention et d'un peu de respect, c'était à la fin de chaque mois quand il recevait son salaire. À ces moments, tout le monde lui faisait les yeux doux pour espérer bénéficier de son argent. Il trouvait un tel comportement à son égard attentatoire à sa dignité d'homme ou simplement de frère et/ou d'oncle qui méritait un peu plus de respect. Malgré tout, il se disait être bien conscient des efforts personnels à consentir pour sortir de ses problèmes d'alcoolisme.

Dans les structures de prise en charge des personnes en difficulté, il est fréquent de trouver parmi leur personnel des gens qui font parfois preuve des mêmes attitudes à l'endroit des consommateurs de drogues. Ce qui fait qu'elles rechignent maintenant à s'adresser à ces structures. Ils y déplorent des conditions d'accueil et de prise en charge qui laissent à désirer. Les rares consommateurs de drogues qui y étaient suivis avaient déserté ces lieux. Certains ont affirmé avoir été victimes de stigmatisation et de discrimination.

Il nous faut savoir qu'en agissant ainsi, nous contribuons à accentuer la marginalité et l'exclusion sociale des consommateurs de drogues. Ce sont des personnes qui ont besoin d'aide. Pour pouvoir la leur apporter, il nous faut les accepter et connaître la nature de leurs problèmes. Pour ce faire, il est fondamental de se rapprocher d'elles, de réussir à instaurer une relation de confiance avec elles, de savoir les écouter, mais aussi et surtout de ne pas les juger.

Un autre jour, j'avais reçu M. B et sa demi-sœur S. D. à l'Unité d'écoute et de prise en charge. Elles avaient exposé les problèmes suivants : leur sœur souffrait de fièvre permanente, de perte de poids continue, de toux, etc. Elle avait déjà suivi en Côte d'Ivoire un traitement dans un centre de pneumologie. Ma première réaction après avoir écouté M. B. fut de l'orienter vers une structure sanitaire de la place. Le lendemain, elle s'était présentée seule au Centre Jacques Chirac pour me faire part des prescriptions et recommandations du médecin.

Alors, j'avais saisi l'occasion pour approfondir l'entretien et mieux la connaître.

Nos échanges avaient permis de savoir que M. B. était une junkie (femme consommatrice de drogues). Son charme, l'éclat superbe de sa chevelure, pouvaient en dérouter plus d'un. Mais l'usage de la drogue l'avait presque livrée à la merci des « dealers ». Obligée de se prostituer pour avoir sa dose quotidienne, elle était tombée enceinte et avait mis au monde deux petits garçons dont personne n'avait jusqu'à ce moment réclamé la paternité. L'un des enfants était mort de carences nutritionnelles tandis que l'autre avait été récupéré par une structure caritative d'obédience chrétienne. Sa famille du Sénégal s'était résolue à aller la chercher en Côte d'Ivoire.

Quelques mois de traitement ambulatoire alterné avec des séances d'écoute et de conseil lui avaient suffi pour recouvrer la santé. Elle avait décidé de tourner le dos aux pratiques malsaines. Avec l'aide de sa famille, elle avait projeté de mettre en place une activité génératrice de revenus. Aussi, elle avait retrouvé le rêve de fonder un foyer comme n'importe quelle femme.

La population doit savoir que ce sont les drogues qui sont nos ennemies, pas le « drogué », comme on le nomme trivialement. Je trouve ce terme d'ailleurs assez chargé, en ce sens qu'il est stigmatisant. C'est un frère, un ami, un mari, etc. Les familles, mais surtout nous autres professionnels intervenant dans l'accompagnement, devons faire encore plus preuve de tolérance et de solidarité envers les consommateurs de drogues.

La stigmatisation et la discrimination constituent les facteurs bloquants de leur prise en charge au niveau des structures sanitaires. Les usagers de drogues par voie injectable vivent en permanence une situation de peur, d'angoisse et de crainte d'être découverts. Aussi, l'hostilité de l'environnement social à leur égard et le manque d'expérience de certains membres du personnel médical renforcent leur susceptibilité, qui se traduit par un comportement défensif pouvant induire le personnel de santé à les stigmatiser ou à les discriminer.

Comme nous avons pu le voir dans les témoignages mentionnés au début, c'est déjà une grande souffrance pour une personne d'être prise dans le piège de la drogue. C'est dur de se savoir esclave ou sujet d'un produit. Mais c'est encore plus dur d'être rejeté, abandonné par ses proches, sa propre famille. Nous avons tous besoin, en tant qu'êtres humains, d'être aidés et accompagnés parfois quand nous sommes confrontés à des difficultés. L'homme étant un être social, il lui est nécessaire de savoir qu'il est bien entouré et qu'en cas de problème, il a des gens sur qui il peut compter. Nous devons surtout avoir plus de compassion et nous garder de juger la personne.

Chapitre III

Défis majeurs à relever au Sénégal

1.1. La reconversion agricole, une alternative à la culture de cannabis : la situation des îles Karônes

Le problème de la production, du trafic et de l'usage du cannabis est un fléau grandissant au sein de notre société. Le Sénégal s'était même hissé au quatrième rang des pays producteurs sur le continent et au troisième au niveau de la sous-région après la Côte d'Ivoire et le Ghana, selon le rapport de l'Organisation Internationale pour le Contrôle des Stupéfiants de 1998.

Dans notre pays, le sud du Sénégal (Kafountine et Nord-Sindian) est considéré comme le grenier par excellence de la production de cannabis même si depuis quelque temps, cette production s'est étendue presque partout dans le pays. Cet accroissement de la production a eu pour effet immédiat une augmentation de la consommation du cannabis dont les conséquences sont néfastes sur la santé des individus, le tissu familial et le potentiel en ressources humaines du pays. Face à cette situation, beaucoup d'actions de répression ont été déployées dans cette région sans pour autant parvenir à freiner l'essor de la production du cannabis.

Sur le terrain, la réalité est plus complexe. De scoops multipliés en reportages excessifs, les îles Karônes tenaient la une des journaux. Elles étaient, en effet, l'actrice principale de ce malheureux palmarès et avaient souvent été le théâtre d'actions (inefficaces) de répressions policières. Les populations étaient meurtries d'être à chaque fois associées à une actualité très peu glorieuse. Elles cherchaient souvent à qui s'adresser pour changer le décor.

En tant que structure de lutte contre les drogues de référence, le Centre Jacques Chirac ne pouvait rester insensible à cette situation.

Nous avions engagé une réflexion autour de cette problématique qui méritait toutes les attentions des pouvoirs publics et des acteurs de terrain. Il fallait à coup sûr lui trouver des solutions durables. Mais pour cela, il apparaissait indispensable d'en connaître les tenants et les aboutissants.

Malgré ce qu'on en entendait dire et ce qu'on lisait dans les médias, nous n'avions rien trouvé sur une quelconque production en termes de recherches menées sur le sujet. Et pourtant, nous avions effectué des recherches approfondies : il n'y avait que des coupures de journaux, des émissions radio. Ce qui pour nous était de loin insuffisant pour cerner une problématique aussi sérieuse que la culture de cannabis.

Au terme d'un processus de réflexion collective de plusieurs mois, nous étions convenus de prendre contact avec les populations concernées. C'est ainsi que nous avions appris l'existence d'une association de ressortissants de ces localités dénommées îles Karônes basée à Dakar. Nous avions réussi à entrer en contact avec les responsables, et s'étaient ensuivies plusieurs réunions de concertation. Ces dernières ont abouti à la formalisation d'un partenariat entre l'Association des ressortissants de Hillol et le Centre, autour d'idées de projets centrés sur les îles Karônes. Ce processus s'était traduit par l'exécution d'un programme d'activités réalisées au profit de cette association. De conférence en causeries à la participation à des activités culturelles, le Centre n'avait ménagé aucun effort pour aider l'association à s'en sortir.

Les îles Karônes, nous en entendions parler dans les médias. Elles étaient tristement célèbres dans la conscience populaire et dans l'opinion publique, faisant la une des journaux souvent lors des saisies de yamba opérées par les services de sécurité ou durant les opérations de destruction des cultures illicites sous l'égide de la gendarmerie et de l'armée. La décision fut prise d'organiser une mission pour se rendre sur le terrain. Il nous apparaissait nécessaire de faire une immersion afin d'améliorer notre connaissance sur le phénomène et d'approfondir le contexte.

C'est par un soir du mois d'août 2000 que nous avions embarqué à bord d'une vedette motorisée mise à notre disposition par le sous-préfet de Diouloulou pour rallier Hillol. Pour certains membres de la délégation, dont moi-même, l'inquiétude se lisait sur les visages. Personnellement, je n'avais pas l'habitude de monter à bord de ce genre d'embarcation et en plus elle était chargée. Pourtant, on était confortablement installé dans des conditions parfaites de sécurité. Au fur et à mesure que nous avancions tranquillement dans l'eau, la confiance me revenait.

En voyant le passage de la vedette sur l'eau, on avait l'impression qu'elle traçait des sillons marqués par de l'écume qui se refermaient aussitôt derrière elle. Dans les mangroves, entre les arbres aux racines aériennes entremêlées, les plantes étranges, les milliers d'oiseaux, mon attention fut captée par la beauté du paysage, avec notamment cette végétation luxuriante. Ce n'était pas comme Dakar, avec sa pollution et ses nuisances en tout genre. Ici, l'atmosphère était calme et l'air pur.

Les ressortissants de Hillol avec qui nous voyagions nous servaient de guides et de temps à autre donnaient quelques explications sur l'endroit traversé. Cela avait contribué grandement à détendre l'atmosphère. Ils nous disaient qu'en période de marée basse comme c'était le cas, les conditions de navigation étaient moins favorables. Ce qui certainement expliquait pourquoi la vedette n'avait pas été lancée à sa vitesse de croisière. Le trajet était fait de plusieurs détours au milieu d'une forêt de mangroves et de bancs de sable.

Au bout de deux heures de route, on nous signala enfin que nous ne devions plus être loin de la destination finale. À la faveur de l'obscurité, on apercevait au loin quelques lueurs de feux allumés. Un ressortissant de ce village qui était à bord nous indiqua qu'il s'agissait bien de Hillol.

- Certainement les populations, lasses de nous attendre, ont regagné leurs maisons, avait-il poursuivi.

Il est vrai que par rapport aux prévisions, nous avions accusé un grand retard. Des contretemps de dernière minute avaient bouleversé notre plan de voyage.

L'embarcation n'avait pas fini de toucher la berge qu'on entendait les cris des jeunes villageois qui couraient à notre rencontre pour nous accueillir. Avisée par le bruit du moteur, la population, par groupes de femmes et de jeunes, sortait des cases. Comme si elles s'étaient passé le signal, les femmes entonnèrent en chœur une chanson. On nous fit savoir que c'était la tradition dans le village d'accueillir les étrangers avec des chansons pour leur souhaiter la bienvenue.

Cette société était de type matriarcal. Les femmes y occupent une place prépondérante dans la vie courante, elles jouent un rôle important dans la gestion de la cité et sont impliquées quasiment dans tous les processus de prise de décision importante. Ce sont elles qui nous avaient reçus et nous avaient souhaité la bienvenue en nous offrant à boire dans une calebasse de taille moyenne. L'accueil était particulièrement chaleureux malgré l'heure tardive. Le respect protocolaire, comme à son habitude, avait imposé pour l'occasion un échange de civilités.

La dame préposée comme porte-parole nous lança que tout le village nous attendait depuis 16 heures. Vu son déguisement qui était le même que celui de la plupart des femmes (des tenues traditionnelles avec des colliers en coquillages autour du cou), on sentait qu'un comité d'accueil s'était organisé en notre honneur. Elles avaient chanté et dansé jusque très tard dans la nuit. Nous eûmes encore une fois l'occasion d'apprécier positivement la riche culture des populations casamançaises. L'ambiance était très agréable.

Je m'étais approché d'un des jeunes ressortissants du village, qui avait fait le voyage avec nous, pour lui dire que nous étions très contents, mais gênés aussi de savoir que tout ce monde était resté si tard pour nous.

- Il n'y a pas d'exception à la règle ; dans notre culture, l'étranger représente une personne chère qui a droit à l'hospitalité et aux égards, avait-il répondu.

Malgré la fatigue, notre délégation avait tenu à assister à toute la soirée qui avait été organisée en notre honneur. La veillée s'était poursuivie jusque tard dans la soirée, il en sera ainsi pendant toute la durée de notre séjour.

Le lendemain matin, un dialogue communautaire avait été organisé. Il avait vu la participation de l'ensemble des villages composant les îles. L'objectif était d'engager un échange direct avec les populations pour recueillir leurs points de vue et leurs sentiments sur la question de la culture du cannabis. Neuf villages insulaires étaient représentés à cette rencontre. Ils nous avaient fait savoir que la production et la culture de cannabis étaient une réalité dans cette zone. Il était rare de rencontrer quelqu'un qui n'entretenait pas son petit périmètre de champ de cannabis dans les îles. Pourtant, ce ne sont pas les cultures maraîchères d'autres produits vivriers qui manquaient. Mais ces derniers ne sont pas rentables.

Le problème principal est l'enclavement de la zone, les pistes de production manquent de manière criante. La situation géographique constitue un sérieux obstacle pour les populations quant à toute possibilité d'évacuation de leurs produits agricoles.

La représentante du village de Kouka disait que :

- L'enclavement constitue le nœud gordien des îles. La culture du cannabis est la seule activité rentable ; les trafiquants eux-mêmes se déplacent pour venir s'approvisionner sur place.

Avant les indépendances, la culture du cannabis était méconnue, elle se développait de manière résiduelle à Kafountine. Elle s'était déplacée dans les îles du fait des opérations de répressions répétées organisées par la gendarmerie et l'armée. Ce qui avait obligé les producteurs clandestins à se replier dans les îles enclavées pour mieux échapper à la vigilance des forces de sécurité. L'enclavement aidant, ils ont réussi à intégrer cette mauvaise culture dans les activités agricoles des îles.

Une autre dame indiquait :

- Si les populations, conscientes des dangers et des risques, continuent malgré tout à s'adonner à cette culture, c'est parce qu'elles n'ont pas le choix.

Les populations subissaient les descentes des forces de sécurité durant lesquelles des arrestations étaient opérées. Bon nombre d'habitants avaient déjà eu maille à partir avec la justice. De lourdes peines d'emprisonnement avaient été prononcées à l'encontre de certains habitants des villages. Deux ou trois personnes de l'assistance confirmèrent avoir fait deux ou trois fois de la prison pour des raisons liées à la culture de cannabis. Aussi, elles étaient conscientes que leur avenir n'était point dans cette activité illicite, quoique très lucrative.

Sur le plan social, leurs terroirs et leurs communautés se retrouvaient stigmatisés du fait de cette réputation que les îles traînaient comme étant un lieu de prédilection de cette culture illicite – des clichés gratuits véhiculés par des gens qui n'avaient jamais mis les pieds dans cette partie du pays.

- Dès que vous vous identifiez comme un habitant de ces îles, vous êtes tout de suite perçus comme un trafiquant de drogues.

Les intervenants s'étaient montrés particulièrement affectés par cet amalgame. C'est à cause de ça qu'ils ne venaient plus à Dakar, où les gens les regardaient avec méfiance, disait quelqu'un.

Contrairement aux produits vivriers, le cannabis peut se conserver longtemps sans se détériorer, ce qui fait qu'il est préféré par les agriculteurs qui survivent grâce à cette culture. D'autres intervenants ont déploré le manque de piste de production qui a rendu difficile, voire impossible, tout déplacement vers les autres localités commerciales de la zone. La voie maritime nécessite des moyens qui ne sont pas à la portée des populations qui sont obligées de se cotiser pour louer une barque et payer le carburant en cas d'évacuation sanitaire d'urgence.

Encore que pour cette option, il faille prier pour que la marée soit navigable. Autrement, il faut une journée entière de marche pour rallier les autres localités environnantes.

Dans les discussions en coulisses, j'avais fait la rencontre d'une jeune dame qui m'avait confessé entretenir, à l'image de tout le monde ici, son champ de cannabis. La trentaine bien sonnée, elle parlait un français correct très compréhensible. Elle avait son certificat d'études primaires. Elle me disait qu'on trouvait divers profils parmi ceux et celles qui s'activaient dans la culture du cannabis. Il y en avait qui avaient un bon niveau d'études, mais à cause des considérations liées à l'enclavement et au problème de rentabilité des autres produits vivriers, ils étaient obligés de jeter leur dévolu sur la culture du cannabis pour vivre. Elle avait appelé de tous ses vœux la mise en place de programmes de développement qui prendraient en compte cette préoccupation liée à l'enclavement.

Le chef de village de Bakassouck s'était beaucoup réjoui de l'initiative qui avait consisté à aménager cet espace d'échange autour de ce problème auquel ils étaient confrontés.

- C'est la première fois qu'on nous donne la parole pour nous exprimer aussi librement sur une situation devenue des plus préoccupantes, avait-il affirmé.

Au nom des villages et des habitants, il avait manifesté leur disponibilité pleine et entière à participer à toute initiative qui viserait à trouver une solution à ce problème. Il avait invité les pouvoirs publics à œuvrer à leurs côtés pour régler le problème dans les meilleures conditions possibles afin de leur permettre de se consacrer à d'autres cultures licites et activités de développement.

Tenant assurément à donner la preuve de leur bonne volonté à tourner le dos à la culture du cannabis, le chef du village de Kailo avait suggéré la mise en place d'un comité intervillageois chargé de travailler en synergie avec le Centre Jacques Chirac pour poursuivre la réflexion et concrétiser les recommandations issues de ce forum.

La représentante du village de Kouka s'était réjouie de l'initiative de la rencontre marquée par une parfaite entente et une cohésion des villages autour de leur volonté commune de sortir leurs terroirs de cette situation déplorable. Elle avait par ailleurs manifesté l'engagement des femmes à participer à l'initiative ou à un éventuel projet de reconversion agricole dont elles estimaient être les premières bénéficiaires potentielles.

Notre séjour dans les îles nous avait permis de voir de visu cette réalité dont on n'avait jusqu'à présent qu'une connaissance théorique. Nous avons visité de vastes périmètres de cultures de cannabis. Chaque maison ou presque détenait un lopin de terre où était cultivé le cannabis. Ce produit, comme l'ont révélé les populations, était la principale source de revenus de cette zone. La culture du cannabis avait fini d'intégrer les habitudes, elle était devenue une activité agricole normale. C'était leur condition de survie. Autrement, les populations étaient condamnées à la pauvreté. On comprend dès lors pourquoi les opérations hardies de répressions, malgré tous les moyens qui les avaient accompagnées, n'avaient pas permis de venir à bout de ce problème.

Ce problème était multifactoriel, et les conséquences très graves qu'il était susceptible de charrier méritaient de la part des pouvoirs publics une attention particulière et un traitement différencié avec une meilleure diligence.

La rébellion armée déclarée en Casamance dans les années 1980 s'était montrée tout naturellement comme un facteur aggravant. À la faveur de l'insécurité qui s'était installée dans cette zone, ce phénomène avait connu un développement fulgurant. Selon certains observateurs, les ressources tirées de la production et du commerce illicite, longtemps développés dans la zone, avaient contribué pour beaucoup à l'effort de cette guerre. Les factions rebelles qui contrôlaient cette zone avaient encouragé une culture à grande échelle du cannabis pour en tirer profit. Toutes choses qui rendaient urgente la prise de mesures adaptées afin de juguler le phénomène.

C'est dans cette perspective qu'avait été initiée cette action baptisée « Programme de reconversion agricole », qui avait pour base une réflexion en synergie avec les populations locales afin d'adresser ce sujet complexe aux variables imbriquées. En effet, il nous était apparu nécessaire, voire indispensable, qu'une mobilisation des concernés centrée sur les femmes se fasse en premier lieu.

Ce projet avait comme point de départ la redynamisation d'une association dénommée Association des Ressortissants de Hillol (ARH), dont l'un des objectifs majeurs était de lutter contre les cultures de drogue par la promotion du développement dans les îles Karônes. Elle s'inscrivait dans la logique des populations qui n'étaient pas directement perceptibles parce qu'étant des groupes minoritaires marginalisés. Souvent, dans de pareils cas, les procédures individualisées et individualisantes d'analyse et d'intervention utilisées ne permettent pas d'appréhender ces logiques sociales. Elles contribuent même à les ignorer. D'où la pertinence d'une démarche inclusive et participative impliquant tous les acteurs ainsi que les populations concernées.

Dans un contexte géo-économique et social particulier, il nous avait semblé intéressant de nous interroger sur les stratégies novatrices à mettre en place pour une amélioration de la situation économique par une considération de l'enclavement de la zone autour du thème suivant : **« Quelles alternatives à la culture de cannabis dans les îles Karônes ? ».**

Cette question demeure plus que jamais actuelle, et de sa réponse sortira certainement la solution qui permettra d'éradiquer de manière durable le problème de la culture du cannabis dans cette partie sud du pays. Quels que soient la réserve et le doute que l'on peut avoir sur la sincérité de l'engagement des populations locales à tourner le dos à la culture du cannabis, le dialogue et la concertation devront être maintenus avec elles.

Tous les acteurs, les pouvoirs publics ainsi que les partenaires au développement, doivent se mobiliser et travailler sans réserve pour éradiquer la culture du cannabis au Sénégal et faire échec aux trafiquants qui en profitent. Il s'agit d'aider ces populations, qui vivent principalement des rentes de la culture de cannabis, à adopter des cultures de substitution et donner ainsi l'exemple en matière de reconversion.

Certes, ce ne sera pas facile, tant s'en faut. C'est une entreprise difficile, voire périlleuse, à la limite, mais elle est à portée de main. Cela prendra peut-être beaucoup plus de temps qu'on ne l'imagine et exigera de la détermination et de la persévérance pour qu'enfin ce projet puisse se concrétiser. Pour ce faire, il faudra surtout l'envisager sous l'angle d'un développement socio-économique nécessaire à la transformation qualitative des populations locales.

1.2. L'alcoolisme, un phénomène préoccupant

« Si vous souhaitez du mal à quelqu'un, si vous vous épuisez à lui nuire, en apprenant qu'il a commencé à boire de l'alcool, sachez que votre vœu est exaucé. L'alcool est une autoroute qui mène vers tous les méfaits. Car sous l'emprise de l'alcool l'individu peut tuer, mentir, voler, forniquer. »[24]

Nombre de nos concitoyens sont malheureusement gagnés par l'alcoolisme. Expérimentation de plus en plus précoce, augmentation de la consommation régulière, banalisation de l'ivresse, les jeunes paient un lourd tribut à l'alcool.

[24] Sévère mise en garde que me fit ma mère un jour au détour d'une discussion sur le sujet.

Le travail de prévention de la consommation des drogues effectué quotidiennement dans les quartiers par les associations et d'autres intervenants se heurte à une floraison de débits de boissons alcoolisées clandestins à chaque coin de rue. Les propriétaires et autres tenanciers de ces bars clandestins vendent des boissons prohibées à cause du danger qu'elles représentent pour l'organisme.

Ces boissons sont hautement toxiques, à l'exemple du *soum-soum*, qui est une sorte de bière frelatée, fabriquée de manière artisanale en dehors des normes d'hygiène et de qualité. Elle est surnommée également « bière des pauvres ». Une consommation répétée de ce produit entraîne chez l'individu des complications qui peuvent être, à terme, mortelles. De nombreux consommateurs de drogues suivis par le Centre Jacques Chirac ont été emportés par ce poison. Le nombre de victimes s'élargissait chaque jour sans que personne ne s'en aperçoive.

Les services de police confrontés à un manque de moyens notoire et éprouvent de sérieuses difficultés pour juguler le phénomène. Leurs actions sont surtout limitées par la complicité du voisinage qui, au nom du *masla* (laxisme), organise une omerta autour du problème. Les habitants ne savent pas qu'avec cette conspiration du silence, un grand nombre de personnes, peut-être plus important que celui des naufragés du *Joola*, sont mortes depuis l'apparition du phénomène jusqu'à nos jours. L'alcoolisme demeure un vrai problème de santé publique.

Par ailleurs, nous constatons également l'utilisation de l'alcool par des enfants et des jeunes, notamment en rupture familiale. La vente libre des boissons alcoolisées dans les boutiques au niveau des stations d'essence et ou Centres commerciaux, au mépris de la réglementation en vigueur, a certainement contribué à l'expansion de ce phénomène.

Des proxénètes entretiennent aussi des réseaux clandestins de prostitution où l'alcool, la drogue et le sexe sont les choses les mieux partagées. Rares sont les quartiers qui en sont épargnés. La banlieue semble être la plus affectée par ce phénomène alarmant. En effet, comme déjà mentionné précédemment, des localités comme Thiaroye, Pikine et une partie de Dakar-ville, du fait de l'habitat spontané, regorgent de maisons closes et de bars clandestins où le trafic de drogue est légion. Les dealers et les drogués qui ne sont mus que par l'appât du gain facile deviennent de plus en plus nombreux.

- Consommation d'alcool : la prévention plombée, la pression sociale et le lobby des industriels en cause

Nous venons de le voir, la consommation de l'alcool prend des proportions inquiétantes dans nos sociétés. Dans une des parutions d'un quotidien[25] de la place, on y apprend ce rang très peu flatteur de notre pays dans le classement des pays consommateurs d'alcool.

« Selon les statistiques de l'Organisation mondiale de la Santé, le Sénégal se situe à la 44e place mondiale des leveurs de coudes. En Afrique, nous sommes dans le peloton de tête en se situant à la 17e place. La consommation d'alcool est estimée à plus de 33 millions de litres par an. ». Ces révélations ont été faites par le Réseau national de lutte contre l'alcool (Reseca).

Les professionnels de santé ont vite fait de tirer la sonnette d'alarme. L'alcoolisme est devenu un vrai problème de santé publique. Les jeunes constituent la frange la plus touchée.

Au-delà des conséquences réelles sur le plan de la santé, d'autres dommages sont également à noter. En effet, les

[25] Quotidien « LE TEMOIN » du Vendredi 20 octobre 2023

ruptures familiales, les licenciements, les cas de divorce, les échecs scolaires, bref, la désocialisation, sont autant de préjudices causés par l'alcoolisme notamment dans des situations de consommation excessive.

Si la quantité et la fréquence de consommation ne sont pas réduites, dans le temps surviendront inévitablement des complications physiques, psychiques et sociales. Toutefois, quelle que soit la quantité consommée, il y a toujours un risque réel pour la santé : cancer, maladies hépatiques, neurologiques, cardiovasculaires et prise de poids ou dépendance. Selon certains spécialistes, 4 verres par semaine entraîneraient déjà des effets délétères sur le cerveau, avec potentiellement une perte notable de la matière grise.

Malgré tous ces risques réels et les conséquences engendrées, nous constatons, hélas, pour le déplorer, une absence totale de conscience sur les dangers y afférents. Au contraire, l'alcool semble plutôt faire l'objet d'une tolérance, voire d'une banalisation, au sein de la société. Certains ont même tendance à le considérer comme un élément culturel.

« Le fait de boire, dans les civilisations anciennes et à ce jour, c'est un acte fondateur, c'est un rite social accompli, qui permet à des communautés de vivre ensemble, de communiquer ensemble et tout naturellement de s'unir ou de se désunir en fonction des circonstances historiques et de l'évolution des choses. »[26]

Comme le montre Papa Alioune Ndao, professeur titulaire de lettres modernes à l'Université Cheikh Anta Diop (UCAD) de Dakar, il existe des appellations

---

[26] Kamel GRAR, *La grande saga du boire, entre histoire et anthropologie*, collection « Sud Savoirs », 2022.

endogènes (*dolo* en mandingue, *koop* en sérère, *seung* en wolof…) pour les boissons alcoolisées.[27]

Sous prétexte de proposer une approche nuancée et complexe du boire à travers les siècles dans ses dimensions historiques, religieuses, anthropologiques et politiques, notamment en terre d'islam, des thèses sont avancées à dessein pour semer le doute dans les esprits. Elles prétendent que « l'islam n'a jamais interdit l'alcool, mais a essayé de résoudre une problématique sociale »[28]. Si tel était le cas, il doit certainement faire partie de l'héritage colonial.

Il ne fait aucun doute que dans la société occidentale, l'alcool, notamment le vin, fait partie intégrante des habitudes et mœurs. Il est assez rare que ces boissons ne soient pas servies à table au moment des repas. Aussi, à l'occasion des événements de vie (baptême, mariage) ou certains moments socioculturels, surtout des retrouvailles entre membres d'une famille, les visites d'amis, l'accueil d'hôtes, les fêtes et cérémonies, le champagne et autres boissons alcoolisées sont prisés pour davantage agrémenter la rencontre et rendre le moment plus convivial. Cette pratique a fini par intégrer les habitudes et les coutumes. Devenues courantes, les beuveries entre amis et les soirées alcoolisées entre jeunes, notamment lors de fêtes entre copains, ont réussi finalement à s'imposer dans notre quotidien comme un fait banal et/ou banalisé.

---

[27] Papa Alioune NDAO, « Alcool et nomination dans l'espace interculturel sénégalais », 2008. Cet article tente de reconstituer le champ lexical servant à designer l'alcool chez les principaux groupes ethniques du Sénégal. En même temps, il cherche à mettre en évidence les effets des représentations sociales de ces différents groupes sur la façon de nommer autrui en tant que consommateur (hétérodésignation) et sur la façon dont les consommateurs se nomment eux-mêmes (autodésignation).

28 Kamel GRAR, *op. Cit.*

Le phénomène est tellement ancré dans les mœurs que ne pas boire de l'alcool fait de vous un être extraordinaire. Dans certains contextes, décliner un verre qui vous est offert au cours d'un dîner ou d'un apéritif risque de faire de vous un objet de curiosité. Vous êtes vu comme un extraterrestre. Le fait de ne pas boire est tellement rare que du coup, quelqu'un qui avoue ne pas aimer l'alcool apparait aux yeux des gens comme provenant d'une autre planète. On entend souvent dire : « Ne sait pas s'amuser celui qui ne boit pas d'alcool ! », « Cela détend, c'est déstressant ! ».

Les confusions entretenues de même que les amalgames volontaires font trop mal. Et pour cause, cette conception a plutôt tendance à pousser les jeunes dans la gueule du loup, car comme déjà évoqué, ils constituent une cible vulnérable en matière d'usage des drogues. En effet, chez les jeunes, comme il a été démontré dans les différentes histoires et témoignages des victimes largement relatés dans les pages précédentes, les moments socioculturels et le mimétisme sont autant de facteurs qui poussent à l'usage.

Nombre de personnes que nous avons rencontrées dans le cadre des activités du Centre Jacques Chirac ont avoué avoir été influencées dans l'expérimentation de leur premier verre par cette sorte de pression sociale qui, comme dit précédemment, se révèle sous différentes formes. Mais plus grave, un laxisme coupable est noté de la part des décideurs. Les autorités politiques ne semblent pas être suffisamment conscientes et/ou conscientisées sur les enjeux liés à l'alcoolisme. Sinon, comment comprendre que malgré les ravages causés et l'alerte sans cesse sonnée des professionnels de santé et des acteurs de lutte contre les drogues, aucune mesure hardie ne soit prise pour faire face à un phénomène qui somme toute est des plus inquiétants ?

En dehors des obligations sur les messages très discrets de mise en garde sanitaire à apposer sur les bouteilles et les emballages, les lois peinent à être appliquées rigoureusement. Les bars et autres débits de boissons poussent comme des champignons. Nous l'avons déjà dit, tous les quartiers quasiment comptent sur leur territoire au moins un bar qui fonctionne illégalement.

Les autorisations d'ouverture sont délivrées de manière abusive. La majeure partie de ceux qui en seraient bénéficiaires n'en auraient pas le droit. Parmi eux, seule une infime minorité remplirait les conditions et les critères pour se voir délivrer ce fameux sésame pouvant servir d'autorisation d'exploitation.

La procédure devant mener à l'obtention de cette licence requiert des conditions draconiennes et implique entre autres une enquête sociale à la fois sur les futurs exploitants et sur l'environnement pour évaluer les impacts éventuels et le danger moral qu'une telle activité est susceptible d'avoir sur la société. À côté des bars supposés être légaux existe une foultitude d'établissements qui opèrent dans la clandestinité. Ils ne disposent pas de licence officielle pouvant leur permettre d'exercer ce commerce librement, pourtant, c'est au vu et au su de tout le monde, y compris des autorités locales, que l'activité délictuelle est menée, et ce, parfois au grand dam des populations locales.

Ces dernières, conscientes des dangers qu'une telle activité représente dans leur quartier, notamment par rapport à leurs enfants, s'organisent dans le cadre d'actions citoyennes collectives. Des actions pour la fermeture de ces bars furent engagées, mais malgré les mobilisations sociales, marches, sit-in et dénonciations dans la presse et les médias sociaux, les efforts consentis et les énergies déployées quotidiennement produisent rarement, voire pas du tout, les résultats escomptés. Les plaintes et autres courriers adressés aux autorités administratives le plus souvent restent sans suite, ce qui est à l'origine des attitudes de certains observateurs qui les soupçonnent d'être à la solde des lobbys et des industriels.

Pourtant, tout un arsenal répressif existe, mais son application est permissive. La vente de boissons alcoolisées fait l'objet d'encadrement avec des mesures législatives visant à prévenir et à préserver la santé des populations. Par exemple, il n'est pas permis aux enfants et aux jeunes n'ayant pas encore la majorité d'acheter de la boisson alcoolisée. Mais ça, c'est au niveau purement théorique, la réalité concrète semble plus dramatique ! Un simple détour dans les magasins, au niveau des rayons des grandes surfaces permet d'observer que des individus qui sont manifestement des adolescents achètent sans difficulté des canettes de bière et des bouteilles d'alcool, tel du gin, dont la consommation est très nocive pour la santé.

Une stagiaire de caisse dans une grande surface, interrogée sur la question, nous a avoué que le rayon alcool est littéralement vidé par des jeunes à peine sortis de l'adolescence à l'occasion de certaines fêtes, notamment les fins d'années et le 15 août. Pendant cette période, les magasins et autres boutiques, connaissant une activité intense avec l'affluence de la clientèle, le personnel préposé aux caisses n'est absolument pas du tout regardant sur une quelconque disposition législative relative à la vente d'alcool aux mineurs.

Personnellement, il m'est arrivé assez souvent d'être témoin oculaire de cette scène. J'ai eu à croiser à maintes reprises, à la caisse, des adolescents qui sont loin d'avoir l'âge requis payer des achats de produits composés essentiellement de boissons alcoolisées. L'agent commercial préposé au comptoir ne s'est pas embarrassé en les faisant payer à la caisse sans aucune autre formalité pour vérifier leur âge conformément à la loi.[29]

1.3. Risques à liés à l'usage de drogues : approche par un programme de réduction des risques (RdR)

- Comprendre la relation entre consommation de drogue et propagation du VIH/sida

Par sa pratique, l'usager de substances psychoactives se trouve être aussi plus exposé à l'infection à VIH-sida que le reste des populations clés. Autrement dit, l'usage des drogues, surtout par injection, est aussi en soi un véritable facteur de risques dans la survenue et la propagation du sida.

La consommation de drogues, notamment de manière collective, se déroule souvent dans des conditions et des circonstances à hauts risques d'infection à VIH, du fait du partage des instruments de consommation qui est une pratique courante en particulier chez les utilisateurs d'héroïne et de cocaïne, et du mode d'administration des drogues par voie injectable.

La survenue et la propagation de l'infection à VIH/sida peuvent se faire de façon directe par le biais des seringues ou « pailles » souillées de sang contaminé. Ici, la contamination survient parce que dans la plupart des cas, la consommation des drogues se pratique en groupe et les instruments (seringue ou paille) utilisés sont échangés entre différents usagers sans aucune règle d'asepsie. De ce fait, si un seul usager est infecté, une bonne partie du groupe peut être contaminée.

---

[29] Au Sénégal, l'âge légal pour boire de l'alcool est 18 ans. Cependant, pour protéger la jeunesse, de nombreuses organisations telles que le Centre militent pour que l'âge soit relevé à 21 ans.

Le comportement sexuel de l'usager de drogues constitue également un facteur non moins important, à cause notamment des effets qui exposent le sujet impacté à une extrême vulnérabilité sexuelle. Ce phénomène est d'autant plus aggravant dans des contextes de trafic et d'échange de sexe contre produit, qui est une forme de prostitution très développée auprès des travailleuses du sexe, utilisatrices de drogues opérant au niveau des zones touristiques et des milieux hôteliers.

En outre, certains usagers de drogues injectables vivent en couple monogame ou polygame et exposent ainsi leur(s) conjointe(s) à des risques de transmission du VIH lors de leurs rapports sexuels.

À côté de cette contamination directe, il en existe une seconde pouvant être considérée comme indirecte. Ici, la contamination est liée à un ensemble de comportements négatifs pouvant induire la perte de réflexes due aux effets de la drogue sur l'individu. En effet, la prise répétée de substances psychoactives, en plus d'entraîner une diminution des défenses immunitaires, provoque aussi des troubles mentaux et du comportement avec comme corollaire possible : agressions sexuelles, prostitution, multiplication des rapports et des partenaires, le tout pouvant survenir dans des instants où l'individu est incapable de prendre toutes les précautions requises.

Le Centre de Sensibilisation et d'Information sur les Drogues de Thiaroye a très tôt compris cette réalité. Dès 1998, il a intégré dans ses formations le module dénommé « lien entre consommation des drogues et transmission des infections ». Ainsi, à l'occasion de toutes les formations de relais communautaires déroulées à l'intérieur du pays dans les différentes capitales régionales (Ziguinchor, Diourbel, Tambacounda, Saint-Louis, Louga, Thiès) et à Dakar, ce module a été enseigné avec pour objectif d'amener les relais pairs communautaires formés à être aptes à sensibiliser sur le lien et à prévenir la propagation des infections VIH, VHB et VHC dans les activités de prévention de l'usage des drogues et les méfaits liés à leur consommation.

Dès lors, depuis cette période, le Centre et ses partenaires associatifs n'ont cessé d'initier des activités de sensibilisation en direction des populations, des familles et des usagers sur le lien étroit qui existe entre l'usage des drogues et le risque réel de contraction des infections.

Aujourd'hui, après l'étude UDSEN[30] et l'intégration des consommateurs de drogues injectables comme populations clés par le programme Fonds Mondial, l'approche a évolué et c'est la politique de réduction des risques avec toutes ses composantes qui désormais est mise en œuvre.

- La consommation des drogues, un facteur de risques majeur

Les consommateurs de drogues, surtout celles injectables, font partie de la catégorie de personnes qui n'ont pas accès aux soins de santé du fait, entre autres, de facteurs tels que le rejet social, la discrimination et la criminalisation. De ce fait, il demeure l'un des groupes les plus exposés.

Afin de lever ces obstacles, il est important d'adapter les services aux besoins spécifiques de ces populations et d'investir dans des programmes qui remédient aux causes sous-jacentes de la discrimination. Car ces populations sont socialement marginalisées, souvent criminalisées et confrontées à diverses atteintes aux droits humains qui les

[30] Étude ANRS 12243, Rapport final « Enquête de prévalence et de pratiques à risques d'infection à VIH, VHB et VHC chez les usagers de drogues dans la région de Dakar (Sénégal) », 2014.

rendent plus vulnérables aux différents risques, notamment aux :

- risques liés aux effets des produits consommés, comme les surdoses, la baisse de la vigilance, ou aux effets aigus ou chroniques des drogues ;
- injection et inhalation avec des risques d'infections bactériennes, virales, etc., transmission sanguine ou cutanée ;
- risques sociaux, comportements antisociaux, risques d'exclusion (familiale, amicale, sanitaire, professionnelle), errance et stigmatisation, risques judiciaires, risques liés au trafic et au deal (violences, répression policière, etc.).

Ainsi, dans le cadre de la stratégie nationale de lutte contre le sida (2012-2015), le Sénégal a intégré les Consommateurs de Drogues Injectables (CDI) comme cibles prioritaires. Suite à la situation relatée dans une enquête de prévalence réalisée entre avril et juillet 2011 (étude UDSEN), il est permis d'estimer à Dakar la population de CDI à 1324 personnes, avec un taux de prévalence de 4,35 %, soit 7 fois plus que dans la population générale. Une situation qui suggère l'urgence d'une intervention.

La propagation de l'injection de drogues par voie intraveineuse, intramusculaire ou sous-cutanée est devenue d'autant plus préoccupante qu'il n'existe pas de programme spécifique de prévention de l'abus des drogues en lien avec le VIH/sida au Sénégal. Dès lors, il a été reconnu que la transmission de l'infection par le VIH chez les CDI pourrait être prévenue. Il s'agit en l'occurrence de recourir à une approche systémique. Celle-ci permet l'arrêt de la prise de drogue ou la mise à la disposition des consommateurs de drogues injectables, une bonne information sur les pratiques saines ainsi que du matériel à usage unique.

En outre, de telles mesures sont de nature à favoriser chez eux des pratiques sexuelles à moindres risques par la mise à disposition de préservatifs, ceci dans le cadre de programmes cohérents et globaux de réduction des risques, communément appelés RdR.

- La réponse par des programmes de réduction des risques (RdR) adaptés

La Réduction des Risques (RdR) désigne l'ensemble des dispositifs visant à limiter pour chaque individu et pour la société les risques et les conséquences des dommages en termes de santé ou sociaux, liés à la consommation des drogues. C'est une traduction approximative de l'expression anglaise « *harm reduction* », dont le sens littéral est plutôt « réduction des effets nuisibles sur la santé », ou encore, « réduction des dommages » (sous-entendu, causés par l'usage des drogues).

La RdR est donc une démarche qui consiste à soutenir les personnes et à trouver avec elles des solutions adaptées à leurs pratiques et dans le respect de celles-ci afin de réduire les risques de contamination et/ou de transmission du VIH et des hépatites.

Elle est une approche qui s'inscrit dans une démarche de promotion de la santé physique, mentale et sociale. La réduction des risques se distingue de la prévention de l'usage et des traitements, dont elle se veut complémentaire, et propose de promouvoir la santé, le bien-être, la dignité et la citoyenneté des usagers de drogues.

Cette approche socio-sanitaire de l'usage des drogues est parfois en tension avec d'autres enjeux, notamment sécuritaires et répressifs. Il s'agira pour les intervenants à l'image du Centre Jacques Chirac de tenir compte d'un certain nombre d'éléments qui sont des principes fondamentaux de la RdR, particulièrement :

- le fait que la consommation de produits soit un vecteur de transmission du VIH, mais surtout du virus de l'hépatite C (VHC) en cas d'injection intraveineuse ;
- la réduction des risques liés à la consommation des drogues, qui repose sur quatre fondamentaux :
  1. donner aux consommateur.trice.s de drogues les moyens de réduire les risques auxquels ils.elles sont exposé.e.s ;
  2. favoriser la participation des usager.ère.s de drogues à leur prévention ;
  3. travailler à faire évoluer les représentations sociales sur les usager.ère.s de drogues ;
  4. accentuer l'information et la sensibilisation des professionnel.lle.s et améliorer les lois et dispositifs en vigueur. Il convient de reconnaître que depuis, des avancées ont été réalisées dans ce sens, mais beaucoup reste à faire dans un contexte politique et juridique répressif où la consommation reste illicite – ;
- la réduction des risques doit refléter les besoins spécifiques et communautaires en mettant l'accent sur :
  - le pragmatisme et l'acceptation de la réalité ;
  - le non-jugement ;
  - la cible, dans son contexte de vie ; ne pas être pressé, aller au rythme des bénéficiaires ;
  - le respect des droits humains ;

- l'intégration des usagers de drogues et l'empowerment communautaire ;
- le développement de beaucoup d'activités de plaidoyer.

Dans cette perspective, même l'OMS propose comme paquet complet d'interventions dans la RdR :

- les programmes exchange de seringues (PES) et du matériel d'injection ;
- le traitement de substitution aux opiacés (TSO) et autres traitements de la dépendance ;
- le dépistage du VIH et conseil (VCT) ;
- le traitement antirétroviral (TAR) ;
- la prévention et le traitement des IST ;
- la distribution de préservatifs pour les CDI et leurs partenaires sexuels ;
- l'information, éducation et communication (IEC) ciblée aux CDI ;
- la vaccination, diagnostic et traitement des hépatites virales ;
- la prévention, diagnostic et traitement de la tuberculose (TB).

La mise en œuvre de ces interventions pourrait être articulée comme suit avec des intervenants diversifiés, à savoir, des agents de santé, des prestataires communautaires, etc. :

- la Communication pour le Changement de comportement (CCC) ciblée sur les CDI et leurs partenaires ;

- la prévention et dépistage des infections, y compris la vaccination ;
- la prise en charge intégrée du VIH, de la TB, des hépatites virales et des IST ;
- les soins de santé généraux ;
- la promotion de la santé mentale et la PEC psychosociale ;
- la prise en charge des addictions y compris le traitement de substitution aux opiacés (TSO) ;
- la mise à disposition du matériel de prévention, particulièrement les préservatifs et le matériel d'injection stérilisé ;
- la promotion des droits humains pour réduire la vulnérabilité des CDI ;
- la réinsertion socioprofessionnelle.

Pour ce faire, il faudrait que les intervenants, dans leurs différentes stratégies d'intervention, puissent accepter la non-abstinence, faire parler l'usager sur ses pratiques, son plaisir et ses prises de risques, l'accompagner à partir de sa situation de consommation pour offrir un espace de réflexion, améliorer ses connaissances et ses compétences, lui apporter des réponses adaptées à son désir de changement et que ces réponses prennent en compte le contexte socioculturel, économique et légal de l'intervention.

Dans un guide d'intervention, nous aurions peut-être, dans cette partie, insisté sur certains aspects de l'intervention dans la RdR, particulièrement sur les compétences et connaissances de l'intervenant, les principes de l'intervention, le détail des interventions à réaliser, de même que sur ce qu'il y a lieu de faire selon que nous sommes en face d'une RdR liées aux effets du produit ou aux risques liés au mode de consommation. Il faudrait aussi insister sur les gestes et actes à poser pour réduire les risques, de même que sur les facteurs pour influencer les interventions aussi bien du côté de l'intervenant que de celui du CDI ou au niveau organisationnel ou environnemental.

Dans tous les cas, nous tenons à mettre l'accent sur le fait que dans les programmes de RdR, les consommateurs de drogues doivent être considérés comme des acteurs essentiels de la RdR, car ils doivent tenir un rôle de relais pairs sur les multiples scènes, dont certaines demeurent inconnues et inaccessibles aux intervenants de la RdR.

1.4. Déficit d'accès à la prévention de l'usage des drogues : renforcer les activités IEC

Il s'agit, dans cette proposition, de consolider les acquis, de renforcer les activités de sensibilisation afin d'élever le niveau d'information et de connaissance des moyens de lutte contre la consommation des drogues et des risques y afférents.

Il s'agira surtout d'informer les populations sur les méfaits de la drogue, en leur communiquant des informations justes et vraies pour mieux les armer à se mobiliser.

Une combinaison de stratégies de communication devra être utilisée pour atteindre les objectifs de communication fixés. Il s'agira du plaidoyer, du renforcement de capacités des acteurs, du développement des ressources, de la communication de masse et de la communication interpersonnelle tant au niveau scolaire qu'au niveau communautaire.

La communication interpersonnelle permettra de miser sur une interaction directe entre communicants et groupe de participants/cibles afin de mieux répondre à leurs préoccupations.

La communication de masse servira de moyen pour la sensibilisation à large échelle de la population et plus spécifiquement des groupes cibles sur les drogues et ciblera pour chaque localité les interventions mises en œuvre dans le cadre de la lutte contre les drogues tel qu'édicté par le PSN. L'objectif est de relever le niveau de connaissance de ces populations et de ces groupes sur les problèmes liés à la consommation abusive de drogues et leurs conséquences sur la société.

Par ailleurs, l'élaboration d'une stratégie qu'on pourrait baptisée « Stratégie École » nous semble essentiel, en particulier. Elle pourrait permettre de **renforcer les actions au niveau scolaire** par la stimulation de la participation active des élèves et des enseignants, notamment par le biais d'ateliers de création, lors desquels il leur sera laissé libre cours de faire parler leur créativité relativement aux risques liés à l'utilisation des drogues, sujet qu'il auront traité avec les enseignants dans les leçons de vie.

Le plaidoyer sera un préalable à l'intervention. Il a pour objet de rechercher le soutien et l'engagement des autorités ainsi que des leaders locaux. Il se fera à travers des sessions de plaidoyer où chaque localité s'efforcera de regrouper les principaux leaders et autorités du district de façon à les informer du projet et des activités envisagées ainsi que des moyens nécessaires.

L'objectif est de fédérer de manière coordonnée : la prévention, la prise en charge, l'accompagnement psychosocial et la réinsertion socio-professionnelle.

Les acteurs pour la mise en œuvre de cette stratégie comprennent : le secteur public, la société civile, le secteur privé, les autorités administratives et territoriales, le personnel soignant, les familles, etc.,

Les défis à relever s'établissent comme suit

- Renforcement de cadre juridique ;
- Mobilisation des ressources additionnelles auprès des acteurs territoriaux et partenaire ;
- Coordination de l'appui des PTF ;
- Renforcement de la communication à tous les niveaux (central, régional, départemental et communal) ;
- Appropriation communautaire ;
- Co-construction d'outils avec les communautés et de déclinaison des politiques et programmes au niveau local.

Cette dernière est une démarche qui consiste à accorder aux communautés la possibilité de participer activement à toutes les étapes du processus (Analyse du contexte, identification des goulots d'étranglement, et adoption d'une stratégie appropriée pour adresser les problèmes en tenant compte des besoins spécifiques et des réalités locales entre autres) permettra assurément à une élaboration participative et une meilleure appropriation.

Par ailleurs, des sessions de dialogue communautaire seront organisées avec les différents représentants des secteurs et couches de la population. Ces sessions de dialogues communautaires serviront à identifier avec les communautés les priorités en matière de lutte contre les drogues et proposer des solutions adaptées avec une identification des rôles et responsabilités des différents acteurs.

Pour mener à bien les actions de communication, les acteurs ont besoin de matériel, mais aussi de renforcement de capacités. C'est pourquoi **le développement de matériel et le renforcement des capacités des acteurs** sont retenus comme approches dans cette stratégie. Une des faiblesses notées en matière de prévention de l'usage des drogues au Sénégal est l'insuffisance de matériel, principalement de matériel de communication.

Dans cette phase, il est important de produire du matériel de communication adapté au contexte local. Cela passera par l'organisation d'ateliers d'élaboration des outils de communication permettant d'inventorier ceux existants, et l'identification, au besoin, des supports de communication adaptés aux cibles ou groupes de participants.

Les acteurs communautaires issus des associations seront formés et chargés de mener les activités de sensibilisation. En effet, les associations participent à la vie du quartier et aident à préserver et/ou à créer des liens sociaux. Elles sont aussi l'occasion d'un contact avec un adulte qui en assure l'encadrement. Sous ce rapport, des stratégies basées sur l'approche associative sont donc à encourager. Toutefois, la complexité du phénomène de la drogue commande que ces associations soient bien formées au préalable pour qu'elles puissent jouer leur véritable rôle dans l'effort national de prévention de l'usage des drogues.

De ce fait, un **programme de formation** sur les drogues devra aussi être mis en œuvre en faveur des relais communautaires, mais aussi des enseignants et des parents, de façon à renforcer davantage leur capacité d'intervention dans l'éducation contre les drogues. Cette formation exige de la qualité et nécessite l'utilisation de supports didactiques avec un focus sur les jeux de rôles et exercices pratiques pour les acteurs communautaires.

1.5. De la mise en place de structures spécialisées de prise en charge et d'accompagnement des consommateurs de drogues dans la rectification ou le rééquilibrage de leurs trajectoires de vie

Comme déjà souligné assez fortement, la prévention demeure la pierre angulaire de toute politique de lutte contre les drogues. Les efforts et l'énergie consentis dans ce sens doivent être maintenus, voire intensifiés, de manière à continuer à préserver la population, notamment les jeunes, qui sont la cible principale des drogues et des trafiquants.

Il a été dit, et c'est prouvé, qu'une fois l'addiction installée, il est difficile de se tirer du piège de la drogue. Le sevrage est un long processus très sinueux à l'issue incertaine et aléatoire. Dans une perspective pédagogique, pour mieux illustrer cette difficulté à laquelle il est fait allusion, je fais souvent recours à une allégorie en parlant d'une feuille morte tombée dans un trou du fait d'un vent léger qui a soufflé. Ce dernier, quelle que soit sa force, ne suffira jamais à faire sortir cette feuille de ce trou.

Dès lors, tous les acteurs et les spécialistes sont unanimes à reconnaître que la prévention doit faire l'objet d'une priorité absolue. Toutefois, quels que soient les résultats que pourrait générer la prévention, il n'en demeure pas moins vrai qu'il y aura toujours des gens qui tomberont dans la consommation de drogues. Malheureusement, le cercle vicieux de l'usage des drogues se fermera autour d'eux. Ils seront dans une situation telle que leur seule volonté ne suffira guère pour les tirer d'affaire. Dans de pareils cas, l'intervention de tiers, parfois d'un spécialiste, s'avère nécessaire, voire indispensable, pour aider ces personnes.

Nous l'avons déjà évoqué, l'usage de la drogue constitue pour l'individu et pour sa famille une réelle souffrance. Tous les experts vous le diront et les anciens consommateurs de drogues eux-mêmes le confessent, la drogue est vécue comme un enfer d'abord par la personne elle-même et ensuite par son entourage. C'est effectivement un spectacle affligeant que de voir un être cher se détruire au quotidien sans être en mesure de lui en venir en aide.

Donc, il est plus que pertinent de prendre en compte la dimension de la prise en charge dans toute politique de lutte contre les drogues, car il est de notre devoir en tant qu'État et de notre responsabilité en tant que société d'apporter toute notre solidarité et notre aide à ces personnes qui malheureusement sont déjà tombées dans la consommation de drogues. Moins que comme des coupables, nous devons les considérer comme des victimes.

C'est ce postulat qui avait conduit à ce que des initiatives aient été entreprises dans ce sens par le Centre Jacques Chirac. La stratégie consistait en une forme d'accompagnement des familles et des consommateurs de drogues en ambulatoire. Le fait d'être confrontés au quotidien à la souffrance ci-devant évoquée dans le cas où la famille connaît en son sein un de ses membres consommateurs de drogues nous avait obligés à agir.

Pour nous, il fallait aider en urgence les familles en mettant à leur disposition des outils et des réponses adéquats en vue de leur permettre de faire face à ces situations somme toute difficiles. Faute de moyens, et parfois démunis devant la détresse que génère une consommation de drogues. Lorsqu'elle intervient au sein de la famille, cette dernière a tendance à adopter des comportements inappropriés. La plupart du temps, c'est le rejet social et la culpabilité qui sont les plus observés de la part des membres des familles.

Personnellement, cette expérience m'a aussi permis de me faire une idée plus concrète d'un phénomène à l'ampleur sans cesse grandissante. En effet, les familles sont nombreuses dans les quartiers qui, dans un désarroi et une souffrance totale, cherchent désespérément de l'aide. La demande est constante et les besoins réels en la matière.

L'opinion s'était emparée d'une indignation généralisée en apprenant un jour que des « drogués » avaient été enfermés dans des conditions inhumaines sous le prétexte de les « guérir ». L'image de personnes derrière des barreaux, dont certaines étaient enchainées comme des fauves, n'avait pas manqué de susciter un tollé qui avait fini par devenir un scandale d'État. Les acteurs et les militants des droits de l'homme s'étaient levés énergiquement pour dénoncer une pratique attentatoire à la dignité humaine. Les autorités, comme si elles venaient d'être mises au courant de cette affaire, n'avaient d'autre choix que de procéder à des interpellations des responsables de ces « Centres de cure et de désintoxication » d'un genre singulier.

Les images insoutenables qui passaient en boucle sur les chaînes TV et les sites internet montrant des locaux bondés de monde avaient suscité, à juste raison, un sentiment légitime d'indignation et de réprobation quasi général. Le procureur de la République s'est senti obligé d'improviser un point de presse pour s'expliquer sur l'affaire qui, pendant plusieurs jours, faisait débat dans les médias et sur les grand-places.

Au-delà de l'indignation et des condamnations somme toute légitimes, l'enseignement à tirer de cette affaire de manière objective est d'admettre que si de telles expériences malheureuses ont pu prospérer et connaître du succès au vu des nombreuses demandes d'admission dont ces pseudo-centres de prise en charge des « toxicomanes » faisaient l'objet, il ne fait point doute que le besoin, une fois encore, constitue plus qu'une réalité concrète.

Ne dit-on pas que la nature a horreur du vide ?

D'aucuns seraient tentés d'affirmer que les promoteurs de ces structures ont instrumentalisé honteusement la souffrance et le désarroi des familles qui, certainement perdues, n'avaient d'autre choix que de leur confier l'un des leurs. D'autant que la philosophie qui sous-tendait la démarche de traitement et le protocole thérapeutique reposaient essentiellement sur des bases confrériques.

Toujours est-il que de mon point de vue, la situation aurait été différente ou n'aurait probablement pas eu lieu s'il existait des structures conventionnelles agréées et qualifiées pour prendre en charge ces types de problématiques. L'absence de structure spécialisée en la matière a toujours été le chaînon manquant dans les politiques de lutte contre les drogues en Afrique. Par moments, les services psychiatriques ont été utilisés pour pallier cette insuffisance. Au Centre Jacques Chirac, conscient de l'importance de l'intervention d'un expert dans le processus de PEC, nous collaborions avec les centres hospitaliers de Thiaroye et de Fann.

Ainsi, des experts psychiatres de ces structures participaient activement dans les processus qui étaient initiés chaque fois que de besoin.

Mais il est arrivé assez souvent que la personne ou sa famille soient très réticente à l'idée d'un internement quelconque préconisé par le médecin, car ces endroits sont considérés dans la conscience populaire comme des « endroits où on soigne des fous ». Combien de fois avons-nous entendu une personne, à qui la proposition d'hospitalisation avait été faite, faire observer pour justifier son refus : « Mais, Monsieur, je ne suis pas fou ! ».

Par conséquent, la mise en place de Centre ou services spécialisés de prise en charge des consommateurs de drogues. et des addictions dans chaque région est plus qu'une nécessité. C'est un impératif pour compléter et rendre cohérent tout dispositif adapté de lutte contre les drogues. Dès lors, en Afrique et au Sénégal, les pouvoirs publics et les acteurs doivent prendre en compte cette préoccupation dans l'élaboration des politiques en la matière.

Bien évidemment, il ne s'agira pas d'importer des stratégies et des initiatives qui tranchent avec nos réalités, mais bien de trouver des solutions qui répondent aux besoins spécifiques et aux problématiques. Ces dernières n'étant pas les mêmes, les situations n'étant pas non plus homogènes, seule une approche différenciée aura plus d'efficacité que des solutions empiriques.

Pour ce faire, il conviendra d'engager une concertation inclusive la plus large possible avec à la fois tous les acteurs associatifs et institutionnels concernés par le phénomène de la drogue.

L'objectif est, dans une démarche holistique, de construire des prototypes adaptés qui tiennent compte de notre histoire propre, de notre culture et de notre rythme ainsi que de nos réalités socioculturelles : une approche de conception centrée sur l'humain qui favorise une participation inclusive à toutes les étapes du processus.

Conclusion

L'usage de la drogue est de plus en plus banalisé et celle-ci est devenue très accessible. Une stratégie marketing est élaborée notamment sur les réseaux sociaux à travers des vidéos et des offres alléchantes en vue d'attirer davantage les jeunes.

Des produits comme le protoxyde d'azote, le volet ou drogue de l'amour font des ravages dans les quartiers huppés de Dakar. En outre, si la consommation d'alcool et de médicaments continue d'être une préoccupation majeure, celle du cannabis et des drogues injectables constitue aussi une réalité mettant en péril la santé des jeunes dans les différents quartiers des grandes villes du Sénégal, mais surtout à Dakar, la capitale, et sa banlieue.

Cette consommation d'alcool, de cannabis, d'héroïne et de cocaïne et de nouveaux types de drogues chez les jeunes des quartiers défavorisés constitue une grave menace pour le bien-être des populations, mais surtout pour la santé des jeunes et la sécurité des familles et des populations dans les quartiers et dans les familles. De ce fait, elle devient aussi une préoccupation majeure pour les autorités sénégalaises.

Il est clair que notre société actuelle est caractérisée par une course inconsidérée au profit. L'argent a acquis ses titres de noblesse et a été promu au rang de seigneur tout puissant. Dans un tel engrenage, certains sont obnubilés par la passion de posséder. Ils ne pensent plus à quelque entreprise que ce soit qu'en fonction de l'argent et du prestige qu'ils peuvent en tirer.

Ils n'ont aucun scrupule à s'adonner à des activités génératrices de revenus même si celles-ci favorisent la délinquance et l'insécurité. Pourvu simplement qu'elles leur rapportent.

Face à cette situation, les populations se doivent d'être conscientes et de combattre ce mal qui gangrène notre société. Les familles rendraient un grand service à leurs enfants qui, à cause de la proximité de ces lieux malsains, sont des victimes potentielles. En s'organisant dans des associations d'intérêt général, les populations pourront aussi s'opposer, dans la légalité, à la fois aux trafiquants de drogues dans les quartiers (qui n'ont foi qu'en leur profit) et aux « bars » qui opèrent dans la clandestinité.

Les autorités sont interpellées, mais l'État, même s'il est la première sentinelle devant veiller à la sécurité et à la santé des populations, ne peut pas tout faire ; il ne doit pas tout faire. Les citoyens ont également un rôle d'alerte à jouer afin de mieux se protéger contre ces individus véreux, sans quoi, le travail de prévention, notamment contre les fléaux tels que l'alcool, le sida et la drogue, effectué par des structures comme le Centre Jacques Chirac et d'autres associations qui se déploient sur le terrain pour informer et sensibiliser les populations, risque d'être vain.

La philosophie d'action « co-implication » et ou « co-création » repose sur une parfaite implication des populations, qui sont en même temps actrices et bénéficiaires. Il s'agissait pour le Centre Jacques Chirac de répondre aux sollicitations en se fondant sur les potentialités locales des acteurs.

Doter les communautés dans les quartiers et dans les familles les compétences pour des interventions de proximité est l'une des missions du Centre.

En définitive, la définition d'une politique de lutte contre les drogues, l'implication des communautés, la responsabilisation des associations de quartiers, ayant fait leur preuve dans la mobilisation sociale et le développement endogène, ainsi que l'appui des pouvoirs publics et des partenaires au développement constituent le socle de l'expérience que capitalise le Centre Jacques Chirac. Elle est relativement jeune, mais constitue une véritable matière à réflexion sur laquelle il convient encore de s'interroger pour améliorer les politiques et les stratégies.

Par ailleurs, reconnaissons-le, au Sénégal et partout en Afrique, conscients des enjeux, des efforts ont été consentis et des progrès ont été réalisés en matière de lutte contre les drogues.

Mais la réalité complexe d'un phénomène sans cesse évolutif rend plus que nécessaire un ajustement régulier au changement qui suggère des réformes aussi bien dans les processus d'élaboration que dans le contenu des politiques. C'est le sens des recommandations d'amélioration qui ont été formulées dans ce livre. Celles-ci nous semblent bien être à la hauteur de notre combat sur le sujet.

Postface

Cher lecteur,

En refermant cet ouvrage, j'espère que vous avez acquis une compréhension plus profonde des ravages que les drogues peuvent causer dans nos vies, dans nos familles et dans notre société.

Il en ressort à travers les différents exemples de parcours de vie décrits par l'auteur que la consommation de drogues peut avoir des effets dévastateurs sur la santé physique et mentale des individus, ainsi que sur leur entourage et leur environnement.

C'est pourquoi il est essentiel de poursuivre, voire de renforcer la sensibilisation et la formation des populations sur les risques liés à la consommation de drogues et de leur fournir des informations justes et claires, mais aussi développer leurs compétences sur les méthodes de prévention et de traitement de la dépendance.

Ce livre contribue à cette perspective.

Il est un outil complet qui vise à fournir des informations empiriques précises et factuelles sur les dangers des drogues mais aussi et surtout sur les moyens mis en place pour les prévenir.

Outre le fait de mettre en relief les conséquences de la consommation des drogues, l'ouvrage dresse un tableau des défis auxquels nous sommes confrontés dans le combat contre ce fléau. Il est important de rappeler que la lutte contre les drogues est un effort de longue haleine qui nécessite l'implication et la mobilisation de tous.

Les États, les gouvernements, les organisations non gouvernementales, les professionnels de la santé, les éducateurs, les parents et **les communautés** (à l'image de celle de la banlieue à l'origine du Centre Jacques Chirac décrite dans cet ouvrage) doivent travailler ensemble pour prévenir l'usage abusif de drogues (chacun en ce qui le concerne), aider ceux qui luttent contre la dépendance et réduire le trafic de drogue.

Nous devons également reconnaître que la stigmatisation de personnes qui utilisent les drogues est un obstacle majeur à la prévention, au traitement et à la réinsertion.

Nous devons adopter une approche plus empathique et compassionnelle envers celles et ceux qui, malheureusement, sont pris dans les pièges de l'utilisation de drogues en reconnaissant que la dépendance est une maladie qui peut toucher n'importe qui.

Enfin, nous devons continuer à soutenir la recherche de solutions efficaces pour les personnes dépendantes de drogue et pour prévenir la récidive. Nous devons surtout travailler à renforcer nos efforts en matière de prévention, en fournissant une éducation sur les dangers des drogues dès le plus jeune âge en impliquant les familles.

En somme, la lutte contre les drogues est un combat complexe qui nécessite l'engagement de tous. Avec notre engagement commun, nous pouvons parvenir à un monde sûr, saint, sans drogues, malgré les transformations sociales rapides (multifactorielles) dans nos milieux de vie.

Oui, un avenir où les drogues ne causeront plus de douleur, de souffrance et de destruction dans nos familles et dans notre société est bien possible.

Nous espérons que ce livre vous aura été utile et vous aura aidé à mieux comprendre les dangers des drogues, ainsi que les moyens de les éviter et de les combattre.

Nous croyons que la prévention est la meilleure arme contre la consommation de drogues, et ce livre vous incitera à vous engager dans la lutte contre ce fléau.

Le dévouement et l'engagement sont essentiels pour aider ceux qui sont touchés par la dépendance à se remettre sur pied et à mener une vie saine et productive dans un futur possible.

Mohamed CAMARA

Acteur et témoin,

Membre fondateur du CSID Jacques CHIRAC

Bibliographie

CHASTELAIN Jean-Claude, VERON Jacques, BARBIERI Magali, Congrès et colloques n° 13, Institut national d'études démographiques rapide en Afrique, Centre français sur la population et le développement, 1993.

Code des drogues du Sénégal.

Décret 97_12_17 du 17 décembre 1997 portant création du CILD.

Enquête « EVPC », réalisée par le Laboratoire de recherche sur les transformations économiques et sociales de l'IFAN (LARTES-IFAN).

Enquête démographique de Santé (EDS V)

FERRAND-BECHMANN (D.), *Le métier de bénévole*, Paris, Economica, 2000, 160 p. ; FERRAND-BECHMANN (D.) (dir.), *Entraide, participation et solidarité dans l'habitat*, Paris, L'Harmattan, 1992, 246 p.

GODFRAIN J., *L'Afrique notre avenir,* Michel Lafon, 1998, page 91.

HENDERSON P. et THOMAS N. D., *Savoir-faire en développement social local*, Paris, Bayard, 1987, 231 p.

Mairie de Mbour, *Rapport diagnostic sur les besoins et problèmes des populations de la commune 2010 et 2011.*

O'DEYE Michèle, *Les associations en villes africaines, Dakar-Brazzaville*, L'Harmattan, 1985.

Plan National d'Élimination de la Transmission du VIH de la mère au nourrisson au Sénégal 2012-2015.

Plan Stratégique National de Lutte contre la Drogue 2021-2025.

RAMADAN T., *L'Autre en nous, pour une philosophie du pluralisme*, Presses du Châtelet, 268 pages.

Rapport sur la situation économique et sociale de la région de Thiès, ANSD 2010.

TABARA O., *Étude monographique, observations des réalités des quartiers périphériques de la commune de Mbour*, 2021, 54 p.

TROYAT H., *La tête sur les épaules*, Plon, 1951, 243 p.

http://classiques.uqac.ca/contemporains/Faye_Saliou/problematique_enfants_de_rue_senegal/enfants_de_rue_senegal_texte.html

https://solidariteenfantsdesrues.wordpress.com/

https://www.nomadsolidaire.org/senegal-les-enfants-des-rues/

Table des matières

Structures éditoriales du groupe L'Harmattan

L'Harmattan Italie
Via degli Artisti, 15
10124 Torino
harmattan.italia@gmail.com

L'Harmattan Hongrie
Kossuth l. u. 14-16.
1053 Budapest
harmattan@harmattan.hu

L'Harmattan Sénégal
10 VDN en face Mermoz
BP 45034 Dakar-Fann
senharmattan@gmail.com

L'Harmattan Cameroun
TSINGA/FECAFOOT
BP 11486 Yaoundé
inkoukam@gmail.com

L'Harmattan Burkina Faso
Achille Somé – tengnule@hotmail.fr

L'Harmattan Guinée
Almamya, rue KA 028 OKB Agency
BP 3470 Conakry
harmattanguinee@yahoo.fr

L'Harmattan RDC
185, avenue Nyangwe
Commune de Lingwala – Kinshasa
matangilamusadila@yahoo.fr

L'Harmattan Congo
219, avenue Nelson Mandela
BP 2874 Brazzaville
harmattan.congo@yahoo.fr

L'Harmattan Mali
ACI 2000 - Immeuble Mgr Jean Marie Cisse
Bureau 10
BP 145 Bamako-Mali
mali@harmattan.fr

L'Harmattan Togo
Djidjole – Lomé
Maison Amela
face EPP BATOME
ddamela@aol.com

L'Harmattan Côte d'Ivoire
Résidence Karl – Cité des Arts
Abidjan-Cocody
03 BP 1588 Abidjan
espace_harmattan.ci@hotmail.fr

Nos librairies en France

Librairie internationale
16, rue des Écoles
75005 Paris
librairie.internationale@harmattan.fr
01 40 46 79 11
www.librairieharmattan.com

Librairie des savoirs
21, rue des Écoles
75005 Paris
librairie.sh@harmattan.fr
01 46 34 13 71
www.librairieharmattansh.com

Librairie Le Lucernaire
53, rue Notre-Dame-des-Champs
75006 Paris
librairie@lucernaire.fr
01 42 22 67 13

www.ingramcontent.com/pod-product-compliance
Lightning Source LLC
LaVergne TN
LVHW010936061026
849535LV00007B/2429
* 9 7 8 2 3 3 6 4 4 0 4 6 0 *